「育てにくさ」の理解と支援

―健やか親子21（第2次）の重点課題にむけて―

編集

秋山千枝子　あきやま子どもクリニック　院長
小枝　達也　国立成育医療研究センター　副院長／こころの診療部　部長
橋本　創一　東京学芸大学教育実践研究支援センター　教授
堀口　寿広　国立精神・神経医療研究センター
　　　　　　精神保健研究所社会精神保健研究部　家族・地域研究室長

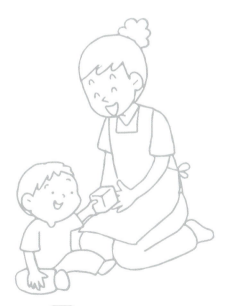

診断と治療社

推薦のことば

　わが国の小児科医は子どもの発達の評価や予防接種などに時間をかけてきましたが，それ以上に疾病への対応に多くの時間を割いてきました．病気の患者さんが多かったためです．しかしながら，予防接種の充実，医療の進歩等により，実地医家や病院小児科の医師のいわゆる common disease への対応が減ってきています．しかしながら，病気の時だけが子どもではありません．子どもは子どもとして biopsycosocial な存在であり，小児科医の本来の役割である子どもの健康を守り，増進するには，病気以外の様々な問題への対応が必要です．しかしながら，これまでの小児医学の教育や医療保険がカバーする範囲には子育て，子どものこころの問題，子どもを psychosocial に支援する視点等が希薄でした．

　子育てをする保護者は子どもの予防接種や病気を心配するだけでなく，自分の子どもが他の子どもと何か違っていると感じたり，さらに，子どもの発達，周囲との協調性，様々な障害の可能性等についても疑問や心配事を持っています．そして子育てについての心配を「育てにくさ」として感じ，小児科医，保健師，保育士などの子どもの専門家からアドバイスを貰いたいと思っています．一方，IT の普及により子育てに関する様々な情報が氾濫し，子育てをする保護者を混乱させています．

　本書はこうした保護者からの「育てにくさ」についての相談に対して，保健師，保育士，小児科医などの子どもの専門家が子どもと保護者の状況を理解した上で，適切なアドバイスができることを目的に執筆されました．身近な問題に対して具体的で丁寧な記述がされており，理解しやすい内容になっています．本書に記載されている内容は，米国小児科学会が実施している子どもの健康診査のための方針である Bright Futures の health supervision と anticipatory guidance に共通しており，子育ての悩みは日米に共通していることがわかります．本書は子どもの専門家への斬新で科学的な育児書と言えるかもしれません．

　保健師，保育士はもちろんのこと，小児科医などの子どもの専門家も是非とも参考になる書籍であり，御推薦いたします．

2017 年 3 月
国立成育医療研究センター 理事長
五十嵐　隆

iii

「育てにくさ」について

　小児科医である私は，親の感じる「育てにくさ」に，当初は子どもの発達障害や慢性疾患が関わっていると考え，「育てにくさ」をキーワードに発達障害の早期発見・早期支援を始めようとしました．しかし，「育てにくさ」には子どもの要因から生じるものだけではなく様々な例のあることがわかってきました．例えば，子育ての経験がなく「育てにくさ」を感じる例，経済的な困窮から「育てにくさ」を感じる例，さらには「育てにくさ」から子どもを虐待してしまう例など，さらに他の事態の要因となる例もありました．一方で，「子どもってこんなもの」と抱え込んでしまい「育てにくさ」を訴えない例も経験しました．そのため私は，「育てにくさ」を定義づけることはとても難しいと気づきました．そのような時に，「健やか親子21（第2次)」は，【「育てにくさ」を感じる親に寄り添う支援】を重点課題のひとつに取り上げました．「育てにくさ」の要因として「子どもの要因」「親の要因」「親子の関係性による要因」「親子をとりまく環境の要因」の4つが示され，私の考えも整理されてきました．

　私は，「育てにくさ」という感覚は親にとって一つのSOSと考えます．どんな些細なことでも周囲に助けを求めてほしい，そのときに使う支援者との共通言語になってほしいのです．支援者は，「育てにくさ」の要因が一つなのか，いくつかの要因が組み合わさっているのか，あるいは継時的に要因が交替していくものなのか常に注視し，支援が届かなかったりすることのないようにしなければなりません．

　本書は母子保健の現場で出会う様々な「育てにくさ」について，経験豊富な先生方にご執筆いただきました．本書を手にされた支援者の皆様方が，「育てにくさ」というSOSに気づき，4つの要因を紐解きながら丁寧に親子を支援して下さることを切に願っております．

2017年3月
あきやま子どもクリニック 院長
秋山千枝子

Contents

推薦のことば ………………………………………………… iii

「育てにくさ」について …………………………………… iv

Ⅰ. 総　論

総　論 ………………………………………………………………… 2

Ⅱ. ４つの要因へのアプローチ法

①子どもの要因

❶ 全般的に発達がゆっくりである ……………………………… 8

❷ アイコンタクトが少ない，対人的な関心が低い …………… 10

❸ すぐに発熱する，風邪をひきやすいなど病弱である ……… 12

❹ 寝つきが悪い，夜中に起きる ………………………………… 14

❺ 離乳食を食べない，食欲に偏りがある，偏食が著しい …… 16

❻ 言葉の発達がゆっくりである ………………………………… 18

❼ 落ち着きがない，常に動いている …………………………… 20

❽ 思い通りにいかないとすぐに怒る，激しく泣く …………… 22

❾ 飛び出す，欲しい物を見ると走り出す ……………………… 24

❿ オムツがとれない，排泄の自立がなかなかできない ……… 26

⓫ 外出先のトイレや建物に怖がって入れない ………………… 28

⓬ 初めての場所や人を怖がる，初めての活動を嫌がる ……… 30

⓭ 同年齢の子どもと遊ばない，または怖がる ………………… 32

⓮ 指しゃぶり，性器いじり，皮膚をむく，足の裏を嗅ぐなどがやめられない
………………………………………………………………………… 34

⓯ 遊びの興味・関心が狭い，ひとり遊びばかり好む …………… 36

⓰ スケジュールや道順などにこだわる ………………………… 38

⓱ 母子分離ができない …………………………………………… 40

⓲ 発音が不明瞭 …………………………………………………… 42

⓳ ボーっとしていることが多い，忘れ物が多い ……………… 44

⓴ よく転ぶ，手先の不器用さが目立つ ………………………… 46

v

②親の要因

❶ ネットや育児雑誌の情報に振り回されている ……………………………… 48

❷ 知的障害が疑われる ……………………………………………………… 50

❸ 精神疾患が疑われる ……………………………………………………… 53

❹ 発達障害が疑われる ……………………………………………………… 56

❺ 母子健康手帳を忘れた，書いていない ………………………………… 58

❻ DV（ドメスティック・バイオレンス）を受けている ……………… 60

❼ 子育てが面倒だ，かわいくないと感じるときがある ………………… 62

❽ 近くに親類や相談できる友人がいない ………………………………… 64

❾ 代理人によるミュンヒハウゼン症候群（MSBP）……………………… 68

❿ 依存症の傾向がある—喫煙，飲酒，携帯ゲーム，ギャンブルなど …… 70

③親子の関係性による要因

❶ 潔癖症の母親と少し無頓着な息子—片づけないのが許せない …………… 72

❷ 早産児とそれを気に病む親—身体がちいさい，発達がゆっくり ………… 75

❸ 仕事がしたい母親と甘えたい娘
—自分を見て見てとせがむが，母親は自分の時間が欲しい ……………… 78

❹ 食事の所作が気になる父親と，うるさく言うなと反発する息子
—父親の育った環境が大きい ……………………………………………… 80

❺ 努力しないことが許せない母親と努力が嫌いな息子 ……………………… 82

❻ 攻撃性の強い母親と言い返せない子 ………………………………………… 84

❼ 理想を捨てようとしない親とちょっと出来の悪い子 ……………………… 86

❽ 頼りない親と立派な子 ………………………………………………………… 88

❾ 子どものためにと自己犠牲を払う親とそれを嫌がる子 …………………… 90

❿ 子どものためにと習い事を強いる親と拒否する子 ………………………… 92

⓫ 子どものためにと習い事を強いる親とそれを拒否できない子 …………… 94

⓬ 父親の愚痴を聞かせる母親とそれに同調する息子 ………………………… 96

⓭ 過干渉な親と従う子 …………………………………………………………… 98

⓮ 過保護・過干渉な親と反発する子 ………………………………………… 100

⓯ 過保護な親と従う子 ………………………………………………………… 102

④親子をとりまく環境の要因

❶ 家計が苦しい ………………………………………………………………… 104

❷ 転居してきたばかりで知り合いがいない，転居が多い ………………… 106

❸ 介護が必要な家族がいる ………………………………………… 108

❹ ひとり親家庭で子どもへの影響が心配 ………………………… 110

❺ 祖父母の介入が多くて困る ……………………………………… 112

❻ 親の実家と不仲である …………………………………………… 114

❼ 多子家族である—きょうだいに心配事がある ……………… 117

❽ 両親ともに仕事が忙しい—日祝日も仕事である …………… 120

❾ 夫婦げんかが絶えない …………………………………………… 122

❿ 保育所・学童（放課後児童クラブ）に入れない …………… 124

⓫ 父親が単身赴任中である ………………………………………… 126

⓬ 再婚で子どもがいる ……………………………………………… 128

⓭ 仕事がない ………………………………………………………… 130

⓮ 家族に浪費家がいる・借金が多い …………………………… 132

⓯ 学校が薬物療法をやたらとすすめてくる …………………… 134

⓰ 保育・教育環境が適さない ……………………………………… 136

コラム：Tips

ミュンヒハウゼン症候群 …………………………………………… 11

個人情報保護法 ……………………………………………………… 21

法テラス ……………………………………………………………… 23

承認欲求 ……………………………………………………………… 25

関連法案などの HP ………………………………………………… 67

過剰適応 ……………………………………………………………… 116

子ども・子育て支援新制度 ……………………………………… 138

付　録

付録① 3〜4 か月児健診アンケート ……………………………… 140

付録② 1 歳 6 か月児健診アンケート …………………………… 142

付録③ 3 歳児健診アンケート …………………………………… 143

本書では，子どもと保護者（親）の関係性について，原則として「子ども」「親」という言葉で書かれています．
※保護者（親）としている項目もあり

執筆者一覧

❀ 編集（五十音順）

秋山千枝子	あきやま子どもクリニック　院長
小枝達也	国立成育医療研究センター　副院長／こころの診療部　部長
橋本創一	東京学芸大学教育実践研究センター　教授
堀口寿広	国立精神・神経医療研究センター精神保健研究所　社会精神保健研究部 家族・地域研究室長

❀ 執筆者（五十音順）

安梅勅江	筑波大学医学医療系
大木幸子	杏林大学保健学部
小倉加恵子	森之宮病院小児神経科
金城和子	中核地域生活支援センターのだネット
熊谷　亮	福岡教育大学障害学生支援センター
小枝達也	国立成育医療研究センターこころの診療部
佐伯裕子	三鷹市子ども政策部子育て支援課
酒井初恵	北九州市立小倉北ふれあい保育所
菅原美栄子	東京都福祉保健局少子社会対策部家庭支援課
杉岡千宏	東京学芸大学発達障害相談室
鈴木美枝子	玉川大学教育学部
田中笑子	筑波大学医学医療系
田中恭子	国立成育医療研究センターこころの診療部思春期メンタルヘルス診療科
寺川志奈子	鳥取大学地域学部
冨崎悦子	慶應義塾大学看護医療学部
中村奈々	ながやまメンタルクリニック
根本芳子	昭和大学医学部小児科
橋本創一	東京学芸大学教育実践研究センター

平野朋美	埼玉県立小児医療センター地域連携・相談支援センター
堀口寿広	国立精神・神経医療研究センター精神保健研究所 社会精神保健研究部 家族・地域研究室
枡　千晶	練馬区立こども発達支援センター
三浦巧也	大正大学人間学部
宗澤忠雄	埼玉大学教育学部特別支援教育講座
森田猛志	三鷹市健康福祉部生活福祉課
柳楽明子	国立成育医療研究センターこころの診療部
渡辺多恵子	日本保健医療大学保健医療学部

I 総論

総　論

小枝達也

❶ はじめに

　「すべての子どもが健やかに育つ社会の実現」に向けた国民運動である健やか親子 21（第 2 次）が，平成 27 年度からスタートしている．健やか親子 21（第 2 次）が重点課題の一つとしてあげた（**図 1**）のが，「育てにくさを感じる親に寄り添う支援」であり，本書はこれを念頭において企画・構成されている．

　わが国における子育て支援に関しては，1970 年代から 90 年頃にかけて盛んに研究され，子育て支援とは親の育児不安を軽減することだという考え方が定着した．さらに育児不安の構成要素を分析する研究によって，**表 1** に示した要因が主であることが示されるに至った．川井，庄司ら[1,2]はこれらの要因を総称して育

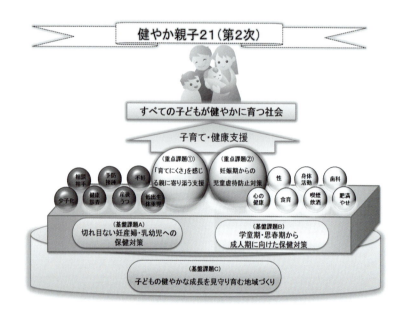

図 1　健やか親子 21（第 2 次）がめざす社会とそれに向けた重点課題
〔http://sukoyaka21.jp/about〕

表1 育児困難感を構成する親の感情

子どものことでどうしたらよいか分からない
うまく育てていない
子どもが煩わしく，イライラする
子どもを虐待しているのではないか

〔文献2)より引用〕

児困難感と命名し，育児不安の本態は「心性からなる育児困難感である」と結論づけた．つまり育児不安と称されるものには，育児への心配にとどまらない育児の負担感（育児ストレス）が関与していることが示されたのである．

さらに桑名，細川ら3)は育児ストレスに関連する要因として，母親役割イメージと自己との不一致や父親役割イメージと夫との不一致が，母親役割の消極的・否定的受容に関係することを見出している．つまり親役割の不全感が育児ストレスとなり，育児困難感を生じさせていることが示されたのである．

育児への自信のなさ，自分は親として足りえているのだろうかと思う不全感・焦燥感，抑えようのない怒り，子どもへのネガティブな感情，daily hasslesと言われる日々のいらだち，こういったものの総体として育児困難感があるということが分かってきた．こうした研究結果を受けて，これからの子育て支援は，育児不安を軽減するだけではなく，母親たちが感じている育児困難感，すなわち育てにくさを軽減することも加味していくことが必要になっている．

❷ 4つの要因

「育てにくさ」を感じる親に寄り添う支援には4つの要因が関係している（**図2**）．

1. 子どもの要因

一つ目は，多動な子どもや言うことをきかない子どものように，子どもの要因である．ただ落ち着きがないのはADHD，一人遊びをするのはASD，乱暴な行動はADHD，こだわるのはASDとパターン化して子どもを見ることは慎むべきである．こうした行動を取る子どものすべてに必ずしも診断がつくわけではない．

2. 親の要因

親の病気やパーソナリティ，考え方，親自身がどのような環境で育ったのかなどが関係してくる．親の病気には精神疾患，発達障害，精神遅滞，身体疾患などがある．精神疾患では，統合失調症スペクトラム障害群，抑うつ障害群，不安障

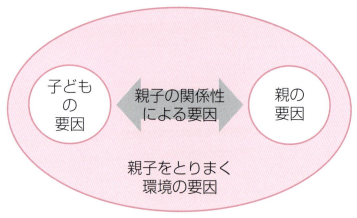

図2 育てにくさを構成する4つの要因

害群，脅迫障害群，パーソナリティ障害群などが挙げられる．一過性であれば，子どもは結構頑張れるが，状態が繰り返されたり長期間になったりすると子どもに大きな影響が出るとされている．

また親に発達障害があることも少なくない．発達障害は家族集積性が高く，その子だけでなくきょうだいや親も類似の発達障害だということはよく経験するところである．

親が身体疾患を患っていることもある．心臓病や腎臓病，糖尿病のような慢性疾患や癌の発症などがあげられる．抗癌剤は副作用が強く，思うように起きたり動いたりすることが困難で，子どもが自分で朝起きたりご飯を用意して食べたりできる年齢になっていればよいが，そうでなければ朝ごはんを食べずに登校したり，朝の準備ができていないので子どもが学校に行けなくなることもある．このような家族に対しては，ヘルパーを要請したり社会福祉協議会で経済的な問題を解決したりするなどのサポートが必要である．

3．親子の関係性による要因

親子関係に関するものとしては，愛着の問題，ボンディングの問題，両親の考えの不一致，きょうだいの有無，考えの偏り，性格の偏り，経済的な問題，親の孤立等があげられる．

両親の考え方の不一致によって子どもに症状が出ることも少なくない．両親と

もに子育てに熱心だが，考えが一致していない場合に，子どもは大好きな父親と母親の両方の希望を叶えようと一生懸命に頑張る．まるで子どもが頑張って家族をまとめる扇の要のようになってしまう．すると過剰適応となって，あっという間に子どもは疲れてしまい，食べられなくなり，体重が減り，ガリガリにやせてしまうということが生じたりする．

4. 親子をとりまく環境の要因

　どういう地域で育っているのかがポイントで，地域社会の中に母親たちを支える仕組みがどれくらいあるかということが，母親のゆとり感に大きく影響することも知られるようになっている．例えば，子ども会が充実している，地域に祭りがある，子どもはそこに参加すると年上の子どもからお囃子を教えてもらえる，そういった子どもを通じて母親同士が知り合いになるなど，繋がるチャンスが存在する地域では母親のゆとり感は高くなる．したがって保育所や幼稚園が地域に向けたお祭りや地域の方に運動会を開放するなど地域を巻き込んだ活動をすることが，実は母親たちの立派な支援になっているのである．

　本書ではこうした4つの要因の具体例を挙げて解説するという構成となっている．

文献
1) 川井　尚，他：育児不安に関する臨床的研究　―幼児の母親を対象に―．日本愛育総合研究所紀要；31；27-42，1995.
2) 川井　尚，他：育児不安に関する臨床的研究Ⅱ　―育児不安の本態としての育児困難感について―．日本愛育総合研究所紀要；32；27-42，1996.
3) 桑名佳代子，他：1歳6ヶ月児をもつ親の育児ストレス（1）　―母親の育児ストレスと関連要因―．東北大学大学院教育学研究か研究年報；56；247-263，2007.

Ⅱ 4つの要因への アプローチ法

4つの要因をそれぞれ以下のように part 分けしました

①子どもの要因 ……………………… 子
②親の要因 …………………………… 親
③親子の関係性による要因 ……… 親子
④親子をとりまく環境の要因 …… 環境

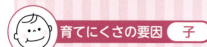

❶ 全般的に発達がゆっくりである

橋本創一

❶ 状況

　1歳を過ぎてもつかまり立ちをする様子がみられず，大人の呼びかけに対する反応や玩具への興味関心も薄い状況にある．身体の発達については，同年齢の子どもと比べると時間がかかるものの，時間が経てば徐々にできるようになっていくものもある．しかし，筋緊張が低く，一定の体勢を長い時間保つことが難しい様子がみられる．定型発達児の場合，首がすわる：生後6ヶ月頃，おすわり：生後10ヶ月頃，寝返り：生後10ヶ月頃などとされているが，いずれの姿勢の獲得も数ヶ月ずつ遅れている．

　対人面では，とてもおとなしく，いつも一人で黙々と遊ぶ様子であったため，保護者（親）は手のかからないおとなしい子という認識であった．突然大きな音がすると身体をビクッとのけぞらせるなど，聴覚には問題がみられないものの，大人の呼びかけには反応がにぶく，あやしても笑わない様子がみられた．言語コミュニケーション面では，要求は空腹時に泣いて訴える程度で，欲しいものがある，してもらいたいことがある場合であっても，何らかの手段で訴えることはせず，すぐにあきらめてしまう．また，指さしもみられない．

❷ 解説

　乳児期では，一つくらいのスキル獲得が遅れていることは多々みられる．しかしこうしたケースでは，運動面，対人・言語コミュニケーション面の様々な領域について獲得の遅れがみられるため，全般的な発達の遅れの疑いがある．一般的には，生後3ヶ月頃から首が安定しはじめて，生後4ヶ月頃には約9割の乳児の首がすわる．また，運動面では，9ヶ月頃からつかまり立ちを，11ヶ月頃から伝い歩きを始める．対人面では，4ヶ月頃から大人があやすと声を出して笑うようになり，8ヶ月頃には特定の養育者への愛着関係が強く結ばれると同時に，人見知りが強くなる．

　発達が全般的に遅れている，知的発達障害のある子どもは筋緊張が低く，姿勢

の保持が難しいことが多くある．また，玩具や人にも興味を示すことが少なく，おとなしい，反応が乏しい，あやしても笑わないことが多い．加えて，寝ていることが多かったり，反応が少ないために，大人からの働きかけが少なくなり，発達に重要な外部からの刺激が不十分になることがある．

❸ 聞き取り・関わり方・観察のポイント

運動面，言語・コミュニケーション面などの発達領域ごとに分けてみていく必要がある．同じ年齢の子どもと比較して，何ヶ月程度獲得が遅れているのかを評価していく．また，すべて自力でできるのか，大人が援助をすればできるのかなどの観点も重要である．場合に応じて，遠城寺式乳幼児分析的発達検査法，津守式乳幼児精神発達質問紙等の行動のチェックリストを実施することで，多領域の発達の程度（目安）を評価し，具体的な子育てや支援の指針を立てることも求められる．

❹ 助言（アドバイス）

子どもの反応が乏しい（めったに泣かない，要求をしない）からといって，大人からの働きかけが少なくなると，子どもに対する刺激がさらに不十分になってしまう．その結果また反応が乏しくなる……，と悪循環に陥ってしまうことがある．そのため，おとなしい，一つの玩具で遊び続けていて静かにしているなどの場合であっても，積極的に話しかける，絵本を読み聞かせる，大人が食べているもののにおいをかがせるなど，視覚，聴覚，触覚，臭覚などの五感の刺激を与えることが重要である．

❺ 連携

変化がみられない場合には，大人とのやりとり遊びや身体を支えながら身体運動遊びを繰り返し行い，外の世界への興味が広がっているか，運動発達の程度などを吟味する．様々な支援を行って，3〜6ヶ月が経過して変化がみられない場合には専門的な相談を受ける必要があると考えられるため，保健センターや子ども発達センターなどを受診する必要がある．

関連項目　【子】❻❿　【親】❷

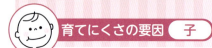

育てにくさの要因　子

❷ アイコンタクトが少ない，対人的な関心が低い

橋本創一

❶ 状況

　こちらに注意を向けようと何度も声をかけ，身体を触るが，なかなか注目しない．意図的に子どもの視界に入っても，すぐに視線がそれたり，こちらに視点が合わずにほかのところをみていたりする．また，自分の関心のある特定のモノや音などには反応するが，対人的な関心が薄く，他者への注目が少ない．生後11ヶ月頃になると，絵本を見始めるが，目の前に絵本を提示しても視線は絵本に向いていない．

❷ 解説

　乳児は近眼であり，1歳前の視力は0.2に満たない．そのため，保護者（親）は子どもに近づき，目を合わせてはたらきかけていくことを通して，子どもの思いや要求を把握していく．

　しかし，対人的な関心が低く，興味関心の範囲が狭いために，なかなかアイコンタクトがとれない子どもがいる．一方で，視覚や聴覚に問題があり対人反応が薄い可能性もあるため，原因の見極めが必要となる．

❸ 聞き取り・関わり方・観察のポイント

- 要求の指さしや手さしの有無について聞き取りや観察を行う．
- 追視はあるか，聞き取りや観察を行う．
- 斜視などの視覚の問題はないか確認する．
- 聴こえの問題はないか，生活場面での様子の聞き取りや音への反応の観察などを行う．
- 保護者（親）の働きかけに対する子どもの反応，他者が子どもへはたらきかけた時の子どもの反応や注目の有無を観察する．

❹ 助言（アドバイス）

　日常生活を通し，保護者（親）との関わりが楽しいものであることを経験させる．また，人への注目ができるようなはたらきかけを行っていく．
- 子どもに対して話しかけたり，食べ物を与えたりする時は子どもの注意をひき，子どもの正面からはたらきかけるようにする．
- 何か強い関心のあるものや好きなものがある場合は，大人を介さないとそれを手に入れることができない状況を設定する．また，子どもの視界に入るように目線を合わせ，子どもの名前を呼んでから渡す．

❺ 連携

　1歳を過ぎても，大人に対しての要求の表現（指さし，手さし）がみられない場合や特定の大人による関わりを続けても変化がない場合，専門機関への相談を勧める．また，視覚や聴覚に問題がある可能性がある場合も，必要に応じて耳鼻科などの専門科の受診を勧める．

関連項目　【子】⓯

Tips

ミュンヒハウゼン症候群

　ミュンヒハウゼン症候群（Münchausen syndrome）は，身体症状を主訴とする虚偽性障害に分類される精神疾患の一つである．周囲の関心や同情を引くために病気を装ったり，自らの体を傷付けたりして患者の役割を演じる．また，親が子どもを傷つけて患者の親の役割を得るものを，"代理人によるミュンヒハウゼン症候群"とよぶ．

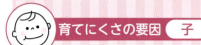

❸ すぐに発熱する，風邪をひきやすいなど病弱である

熊谷　亮

❶ 状況

　乳児期は，毎週のように発熱や咳，鼻水によって小児科の病院に通院するが，特定の疾患はなく，いわゆる感染症にかかりやすい状況にある．生後間もない乳児は母体から免疫をもらっているため，生後 6 ヶ月頃まで風邪をひきにくいと言われている．母体由来の免疫がなくなってくる生後 4〜6 ヶ月以降に病気にかかると，乳児は自分自身の免疫系を働かせて抗体をつくり，原因となっているウイルスや細菌を抑える．そして，それ以降は同じウイルスや細菌が原因の病気にかかりにくいようになってくる．しかし，先天的，もしくは後天的な原因によって身体の諸機能の異常を示したり，ウイルスや細菌に対する抵抗力が低下すると，同じ病気にかかりやすいことがある．食事や睡眠などの生活習慣の質が原因ではない．また，そのような乳児の中には同年齢の子どもより体力が極端に低い場合もあり，日中でも眠っていることが多かったり，授乳中にすぐに眠ったりすることがある．

❷ 解説

　子どもの様子の変化についてよく観察すること，体調を崩したらかかりつけ医に相談すること，長時間の外出など身体への過度な負担を避けることが求められる．
　毎朝子どもの様子を注意深く観察し，顔色や表情，ぐったりしていないか，ぐずっていないかなど，普段の様子と異なる点はないかを確認する．疲れがたまると発熱しやすい，新しい環境下にいると風邪をひきやすいなど，体調を崩しやすいタイミングがあるか保護者(親)と確認することが必要である．そのうえで，気になることがある時に何でも相談できるかかりつけ医を見つけておく．体力が極端に低い子どもの場合には，移動や長時間の坐位などの姿勢保持であっても大きな負担となることもあるため，移動範囲や活動量を大人が調整し，制限する．子どもが頻繁に発熱したり風邪をひきやすいと，保護者(親)は養育環境や自分の対応の仕方が悪いのではないかと大きな不安を感じることが多い．そのため，子ども本人に対するケアとともに，保護者(親)の想いに共感し寄り添うことが重要で

ある.

❸ 聞き取り・関わり方・観察のポイント

体調を崩している状態で，家から園までの移動や園での活動などでさらに身体に負担をかけてしまうと，容態が急変しかねない．そのため，注意深く気にかけ異常の兆候を見逃さないこと，保護者（親）と保育者がしっかり連携を取ることが重要である．

- 顔色（笑顔がみられるか，顔色が青白くないか）や機嫌（長時間機嫌が悪くないか，すぐに泣いたりしないか）などの変化に注意を向け，普段の様子や数時間前の様子と異なる点がないか観察する．
- 不調がみられたら，即座に安静にする．
- 登園や降園の際，その日の子どもの様子を保護者（親）と保育者が細かく確認する．
- 常に玩具を消毒し，菌が残らないようにする．
- 服薬の管理，緊急時の対応等，家庭と園，医療機関が連携して，情報共有を密に取るなど，支援体制を構築する．

❹ 助言（アドバイス）

子どもの様子をこまめにチェックし，不調がみられたらすぐに安静にする．日々の体調把握のため，体温，食欲，尿や便の状態などの状態を記入する健康管理チェックシートを活用していく．また，ほかの子どもと比べて体力が極端に低い子どもには，活動の制限を行っていくことも求められる．一方で，食が細い子どもが多いので，工夫しながら栄養に留意し，たくさん食べるようにしていくことも大切である．

❺ 連携

発熱が頻発するなど病気がちな場合は，先天的な疾患を抱えている可能性も考えられる．そのため，かかりつけ医を窓口として，必要に応じて他の専門医療機関を紹介してもらい，詳細な検査をすることも必要となる．また，子どもの状態によって緊急性を要することも起こりうるため，保護者（親）と保育者，医療機関等が密に連携が取れる体制を日ごろからつくっておく．

関連項目 【子】❶❺

育てにくさの要因　子

❹ 寝つきが悪い，夜中に起きる

橋本創一

❶ 状況

　子どもは眠くなるとぐずることがある．その場合，身体をなでたり，抱くだけで眠りにつくことが多い．しかし，夜9時以降またはお昼寝の時間帯で布団に寝かしつけても，まったく眠くなる気配を示さない，すぐに起きてしまったり細切れにしか寝ないことがあり，なかには大泣きして寝るのを嫌がる時もある．30分〜1時間以上経過しても寝ついてくれないことが多かったり，あの手この手であやしたりするが子どもが泣きやまない状況により心配になってしまう．

❷ 解説

　子どもの睡眠については，以下のように発達すると言われている（睡眠時間などは子どもによって個人差が大きく，保育所に通っている場合などの環境によって異なるために，あくまでも目安である）．

- 生後4ヶ月頃：次第に夜間まとめて寝るようになる．
- 6ヶ月頃：いったん寝た子どもが突然目を覚ましたり，夜泣きが始まる．
- 1歳頃：昼寝を合わせて11〜13時間程度の睡眠をとる．
- 1歳を過ぎた頃：起床時間と就寝時間が定まってくる．午前と午後2回の昼寝から，午後1回の昼寝と夜にまとめて寝るようになる．

　睡眠のリズムは突然獲得できるわけではないため，獲得の過程において寝つきが悪い姿もしばしばみられる．睡眠のリズムが整わない状況は，体調や疲れなどの影響もあり，多くみられることであり過剰な心配を抱く必要性はない．しかしながら，子どもの中には，外界の刺激に過敏なタイプの子どももいる．光や音，においや触感等の感覚を過剰に受け取ってしまうことで，知らないうちに，感情を鎮めることに時間を要したり，不安を感じて夜泣きを続けることもしばしばみられる．また，身体は疲れているにもかかわらず，夜になっても興奮していたり，活発な動きが多くなる子どももいる．

❸ 聞き取り・関わり方・観察のポイント

　子どもの睡眠に関して，以下の視点に立った観察・記録方法を紹介する.

・寝つきが悪い，夜中に起きた日の起床時間や昼寝の時間および睡眠時間を記録する.

・寝つきが悪い，夜中に起きた日に取り組んだことで，効果的だったことをまとめる.

・寝つきがよく，夜中に起きなかった時の生活を思い出し，記録する.

　子どもの睡眠に対して取り組んだことで，上手くいかなかったことに注目するだけでなく，寝つきがよかったり，夜中起きなかった時の生活にも目を向けるとよい.

❹ 助言（アドバイス）

　睡眠のリズムを整えるために，毎日の就寝・起床時間を一定にする工夫をし，睡眠習慣をつけるとよい. 夜は，テレビを消して，明かりを暗くする時間を決めて，眠りを誘う雰囲気づくりを行うとよいだろう. 加えて，朝はカーテンや窓を開けて，陽の光や外気を取り入れる時間を決めて，子どもに声をかけるなどの取り組みも効果的である. 幼児の場合は，就寝の1時間ほど前に，長めの入浴をするなどの取り組みも効果がある.

　夜中に突然子どもが目を覚ました際には，安心できるようにお気に入りのアイテム（人形や毛布等）を手元に準備しておくとよい. また，就寝前の絵本の読み聞かせなどは即効性はないものの，子どもの不安を取り除く一助となろう.

　加えて，夜泣きの場合は抱っこしたり背中を強めにさすると，ぬくもりと親からの刺激に安心して再度眠りにつくことが多い.

　あまりにも夜中に泣き叫んだり，寝つきの悪い日が続くようであれば，小児科での相談を勧める.

❺ 連携

　母親だけでなく，父親やその他の周囲の家族と分担して，子どもの睡眠について支え合う工夫をするとよい. 保護者（親）のイライラした感情を子どもは敏感に受け取りやすいため，気負うことなく，気分転換を図りながら接することも大切である. そして，子どもは家族と共に暮らしているため，子どもだけではなく，家族全体で快適な睡眠習慣を得るための計画を立てることを勧める.

関連項目　　【子】⓫ ⓬ ⓮

育てにくさの要因　子

❺ 離乳食を食べない，食欲に偏りがある，偏食が著しい

熊谷　亮

❶ 状況

　乳児期からミルクの飲みが悪い，ミルクを吐き出す．離乳食であっても自分の嫌いな食物がほんの少しでも入っていると吐き出してしまう．あるいは白いご飯しか食べない．納豆しか食べない．特定のメーカーの特定の製品しか食べない．このように，特定の食べ物の味や食感を嫌がり，極端に嫌いな食べ物が多い，食べられるものが極端に少ない子どもがいる．要因としては，味覚に対する過敏さや口腔内の感覚過敏などが考えられる．

❷ 解説

　食べ物の好き嫌いは生後10ヶ月頃から現れ始める．そのため，乳児期の離乳食は嫌がらず何でも食べていたのに，1歳を過ぎたころから嫌いな食べ物は吐き出してしまう子どもがいる．また2～3歳になると食べ物の好き嫌いをはっきりと主張するようになるため，嫌いな食べ物であることが分からないように調理方法を工夫する，あるいは嫌いな食べ物を食べることができた時に大いに褒めるなど子どもへの接し方を工夫することが必要になる．

　たいていの子どもに嫌いな食べ物がある．ピーマンやニンジン，玉ねぎなどの野菜類や魚，肉など，子どもによって嫌いな食べ物は様々だが，特定の食べ物が苦手という場合がほとんどである．しかし，感覚の過敏さやこだわりの強い子どもの中には，特定の食べ物は食べられるが，それ以外の食べ物が食べられないという極端さがみられる．また，今まで食べた経験のない食品は，まったく口にしようとしない子どももいる．このような子どもに対して，保護者(親)は栄養のバランスが取れるように様々な食材を食べさせなければならないと苦悩する．あるいは，子どもの好みを優先し，食べられるもののみを与えるため，新しい食材を食べる機会が極端に少なくなることがある．

　偏食が強い場合であっても，くり返しその味覚を少しずつ体験すると徐々に苦手な味に慣れていく．食事場面が子どもにとって苦痛とならないように配慮した

うえで，苦手な食べ物も「少しだけ口にしたら（舐めたら）OK だよ」という形で，少しずつ経験する機会をつくることが求められる.

❸ 聞き取り・関わり方・観察のポイント

　まずは，体重などから栄養の状態を把握することが求められる．極端な偏食で体重が少なすぎないか，または体重が増えすぎていないかを確認し，食事やおやつの内容を点検する必要がある．次に，子どもが食べられる食材，調理方法，食感を把握すること，苦手な食材であっても，舐めてみる，口に入れてみるなど，苦手なものに触れてなれる機会をつくることが求められる．また，保護者（親）の心情を理解し，共感的に傾聴することも重要である.

- 体重等から栄養状況を把握する.
- どのような食材，調理方法，食感であれば食べられるのかを把握する.
- 苦手な食材であっても，一度舐めるなどして，味覚に慣れさせる.

❹ 助言（アドバイス）

　食事の場が楽しい場所であると子どもに感じてもらうことが最も重要である．そのうえで，食べられる食品を中心に，様々な食材を混ぜていき，食べられるものの幅を広げていく．どうしても食べられない食品であっても，舐めることから始めて，口の中に入れる，少量食べてみるなど，段階的に慣れていくことが重要である.

　極端な偏食は，味覚の過敏さが要因として挙げられる．極端に嫌がる音がある，極端に怖がる人・物がある，初めての場所を極端に嫌がるなど，味覚の過敏さ以外の視覚，聴覚，触覚等の過敏さや不安の強さがみられる場合には発達相談ができる医療機関を受ける必要がある.

❺ 連携

　極端に体重が少ないなど，栄養に偏りがみられる場合や味覚以外の感覚の過敏さや不安の強さを併せ持つ場合には，様々な支援を行い，3～6 ヶ月が経過して変化がみられない場合には発達相談ができる医療機関で相談を受ける必要があると考える.

関連項目　【子】⓫ ⓬ ⓭

育てにくさの要因　子

❻ 言葉の発達がゆっくりである

熊谷　亮

❶ 状況

　2歳頃になると「○○を□□に置いて」というように2つの指示を理解できるようになる．3歳になると徐々に3つ以上の言語指示を理解して，指示通りに遂行することができるようになる．言葉の発達には個人差が大きく，2歳の時点で言語表出が単語程度であっても言語理解が進んでいれば，3歳頃には急激に言語表出は増えてくる場合もある．3歳までに言語表出を単語で話すことが多かったり，限られたパターンの2語文しか話さなかったり語彙数が増えない場合はフォローの必要があると考えられる．また，自分の気持ちが言葉でうまく伝わらないことから，物を投げる，友だちを押したりたたくなどの不適切な行動で表現することもみられる．周囲の大人が子ども本人の気持ちを代弁するなど，本人の心情に寄り添ってあげることが必要になってくる．

❷ 解説

　言葉の発達を評価する際，どのくらいの言葉の表出がみられるのかで判断してしまいがちである．しかし，言葉を獲得するためには，玩具や物のやり取り，「ちょうだい」「バイバイ」等のジェスチャーを通して，大人や子ども同士のかかわりを豊かにしていくことが求められる．言葉の発達に遅れのある子どもに対して，表出言語を増やすことばかりに目を向けるのではなく，人との関わりを通して言葉が育つ土台作りをすることが重要である．それと同時に，大人は子どもがわかりやすいように働きかけることが必要である．声かけをする際には，2語文を話す子どもには2語文で，単語のみで話している子どもには単語で語りかける，というように子どもの言語発達のレベルに合わせた働きかけが必要である．一方で，子どもにとって理解が困難な内容を伝え続けたり，そうした状況におかれることは，子どもの発達そのものを阻害したり問題行動を引き起こすことにつながる．言葉だけでの理解が難しい子どもにはイラストや具体物を提示するなどの視覚的な手がかりを用いて指示理解を促していく．

❸ 聞き取り・関わり方・観察のポイント

　他者に自分の気持ちや要求を伝えることがあるか，話している言葉の種類（名詞，形容詞，動詞，助詞など）はどれくらいか，理解している語彙数はどの程度か，説明や会話を通して理解可能な文章の長さはどの程度かなどを把握することが求められる.

- 指さしや動作など身体を使っての要求はあるかをみていく. 例えば，好きな玩具を子どもの手の届かない棚の上に置いて，「とって」と言ってごらんと促したり，ちょうだいなどのジェスチャーを示すかどうか確かめる.
- 2 語文や 3 語文（「"ママがアイスをくれました" ってまねして言ってごらん」など）の復唱ができるかどうか確かめる.
- 言葉の指示だけでなく，見本を示す，イラストを見せるなど，視覚的な手がかりを用いて指示したり働きかけた際の応答が適切かどうかをみる.

❹ 助言（アドバイス）

　子どもの言葉の発達に合わせた声かけを心がけること，視線や身振りなどで子どもが伝えようとしている内容を大人が「〜なんだよね」としっかりと受け止めて，「〜って言ってごらん」と適切な表現方法を教えていくことも重要である. 様々な支援を行って，2〜3 ヶ月が経過しても変化がみられない場合には発達相談ができる医療機関で相談を受けたり，療育の必要性が高いことを保護者（親）に説明する.

❺ 連携

　大人とのやりとり遊びを繰り返し行い，言語コミュニケーション行動の発達や理解言語や表出言語が広がっているかを吟味する. 様々な支援を行って，2〜3 ヶ月が経過して変化がみられない場合には専門的な相談・療育を受ける必要がある. その場合は地域の発達支援センターを紹介する.

関連項目　【子】❶ ⓲　【親】❻ ❼

育てにくさの要因　子

❼ 落ち着きがない，常に動いている

枡　千晶

❶ 状況
　大人が手や目を離すと，一人で歩いて（走って）行ってしまう．抱っこしていても，身体を反らしたり，手足をバタつかせたりする．初めて訪れる場所でも歩き回る．スーパーに買い物に行くと，事前に約束していても走り出したり，売り物に手をのばしたりする．病院では，待合室を歩き回り，診察室内では聴診器などが気になって，手を出さずにはいられない．集団での活動場面では，身体の一部を常に動かす，離席をする，部屋などから急に飛び出すことなどがある．上履きや靴下を履いても，長時間履いていられず，すぐに脱いでしまう．また，刺激を求めて寝転がったり，大きな声を出したりする子どももいる．

❷ 解説
　動きを制止されると激しく抵抗する子どももいる．一方で，動き回ることで大人の反応をみて楽しんでいる子どももいる．幼児期前半の子どもは全般的に落ち着きのない場合も多く，障害の有無の判断は難しい．全般的な発達がゆっくりであるために，姿勢が安定せずに落ち着かない子どもや，言葉の理解・表出が十分でないために指示が通らなかったり，言葉で想いを表出できずに行動してしまう子どももいる．そのため，複数の状況での子どもの様子を把握し，定期的に観察していく必要がある．

❸ 聞き取り・関わり方・観察のポイント
- 複数の場面（家，保育所・幼稚園，初めていく場所など）での子どもの様子について聞き取りや行動観察で確認する．また，子どもの様子を動画で撮ってきてもらうのもよい．
- 子どもの動き回る原因は何か（多動性・衝動性の強さによるものか，大人にかまってもらうためのコミュニケーション手段なのかなど）を検討する．
- 子どもに対する保護者（親）の対応方法や制止の有無，制止するタイミングを観

察する.

❹ 助言（アドバイス）

- 一日の流れを視覚的，聴覚的に示す（先生が笛を吹いたら席に着くなど）
- 園では先生が声かけをしやすいように，席の配置を工夫する．また，一斉指示のあと，個別に端的に話の内容を伝えて確認する．
- おとなしく過ごさなければならない場面で，保護者（親）や保育者と手をつないで離さずにいられたり，決められた範囲で過ごしたりすることができたら，本人の好きなことをさせるなどご褒美を設定し，行動抑制をする経験を積むのもよい．
- 正座など足に負荷がかかり刺激が入る状態だと，比較的座っていられる子どももいる．

❺ 連携

3〜4歳になっても，大人の指示に従って大人しくしたり，行動抑制をするのが難しい場合は，専門機関への相談を勧める．

関連項目　【子】❶❻❾

Tips

個人情報保護法

個人情報の有用性に配慮しながら，個人の権利利益を保護することを目的に，個人情報（生存する個人の氏名，生年月日その他の記述等により特定の個人を識別できるもの〈他の情報と容易に照合することができ，それにより特定の個人を識別することができることとなるものを含む〉のこと）の保護をうたった法律．

育てにくさの要因　子

❽ 思い通りにいかないとすぐに怒る，激しく泣く

枡　千晶

❶ 状況

　日常生活や園生活の中で，遊びを中断して，次の活動に移らなければならない場面や，勝ちたかったゲームで負けてしまった場面など，自分の思い通りにならないと，激しく怒ったり泣いたりする．パニックになって，物にあたる．他児に手がでるなどの他害行為，自分の頭をたたくなどの自傷行為がみられるケースもある．なかなか気持ちをおさめることができず，一度くずれるとすぐに気持ちを立て直すことができないこともある．

❷ 解説

　幼児期前半期は自我が芽生え，「自分でやりたい」「いやだ」などの自己主張が増えてくる時期である．そのため，自分の思い通りにいかないと，泣く，怒るなどして訴えることも多くなり，手をやくことも増える．その程度に個人差はあるが，自己主張が出てくるのは大切な成長過程の一つである．
　しかし，こだわりの強さ，場面の切り替えの困難さ，自己中心性の強さ，感情コントロールの苦手さ，感覚の過敏さなどを要因として，思い通りにいかないとパニックになって泣きわめきながら物にあたるなどの逸脱行動を起こしたり，他害や自傷行為がみられたりする場合がある．

❸ 聞き取り・関わり方・観察のポイント

・怒る・泣く原因は何かを聞き取りや観察，発達検査などから分析し，成長の過程の中で生じてくる自我や自己主張の強さが原因なのか，子ども自身がもっている特性・弱さなのか見極めていく．
・大人との愛着関係の問題の可能性はないかみていく．

❹ 助言（アドバイス）

・怒る・泣くなど感情が高まっている場面では，まずはクールダウンできるよう，

気持ちを受けとめ見守ることや，静かな場所へ移動させるなどの環境の工夫を行う．
- 子どもが怒っている場面で，大人がそれを強く叱責すると，さらに子どもの気持ちが荒ぶってしまう．そのため，大人は冷静に淡々と接するようにする．
- 子どもの調子の良い時に，嫌いなものを1口は食べる，○秒待ってからおやつを食べるなど，がまんをする経験や大人と取引をする経験を取り入れていくと，感情や行動のコントロールの練習になる．

❺ 連携

感情抑制の弱さの背景にその子の発達の偏りが影響している可能性があり，専門的な療育などが必要であると思われる場合は専門機関への相談を勧める．

関連項目　【子】⓰

法テラス

日本司法支援センターのこと．国民がどこでも法的なトラブルの解決に必要な情報やサービスの提供を受けられるようにしようという構想のもと，総合法律支援法に基づき，平成18年4月10日に設立された法務省所管の公的な法人．専門のオペレーターによる電話相談や各都道府県に地方事務所が少なくとも1つはあるため，気軽に法的相談ができる仕組みとなっている．

育てにくさの要因　子

❾ 飛び出す，欲しい物を見ると走り出す

枡　千晶

❶ 状況

　日常生活や園での生活の中で，急に部屋から飛び出していくことがある．保護者（親）が少し目を離した隙に家を飛び出し，一人で外を徘徊している場合がある．買い物や散歩で外出した際，何か気になるものがあると，周りをみないで走り出したり，保護者（親）や保育者が手を離した瞬間に駆け出し，迷子になったりする子どももいる．そのため，保護者（親）は子どもを連れて外出するのが難しいと感じていることも多い．また，くり返し迷子になるという相談がされる場合，歩行が開始する前から運動量が多いと感じていた保護者（親）も多い．

❷ 解説

　子どもは運動発達が進むにつれて，行動範囲の広がりとともに周囲を探索するようになる．また，この時期は人から自立して保護者（親）がいない場面でも行動できるようになるための練習期間でもある．保護者（親）から離れて遊ぶという経験とともに，保護者（親）から離れることの怖さや振り返ったときに保護者（親）がいることの安心感，つかまえられることによる安堵感を経験していく．

　しかし，多動性・衝動性の強さや，行動コントロールの弱さにより，声をかけられても自分の行動を抑制できず，部屋から飛び出したり，気になるものがあるとどんな場面でも，走り出してしまう子どももいる．迷子になっても保護者（親）を気にしないでケロッとしている子どももいる．

❸ 聞き取り・関わり方・観察のポイント

- 飛び出しや迷子になる頻度，状況，その時の子どもの反応などについて確認する．
- 身体の動かし方（常に身体のどこかを動かしているか，視線の動きなど）や多動性，衝動性がどの程度か，保護者（親）のもとを離れた際，保護者（親）の様子を気にする素振りはあるか）を観察する．

❹ 助言（アドバイス）

　安全の確保が最優先となる．そのため，子どもの理解力や行動抑制力の程度に合わせ，どのような予防策や対応が必要か保護者（親）と考えていく必要がある．
- 「子どもだから遠くには行かない」と保護者（親）が誤認識していないか確認をする．
- 幼児期前半の子どもは，安全の理解はハードルが高く，わかっていても多動性・衝動性の強い場合は行動抑制するのが難しい．外出時には，子どもの体格と運動発達に合わせ，背負う・抱っこする，カートに乗せる，手をつないで歩かせることを習慣化していく．
- いつも行く商店街や公園などで，子どもが一定の距離を離れたら名前を呼び，それに応じて戻ってくる練習を行う．

❺ 連携

　対応を続けても改善がみられない場合や，日常生活に支障をきたしている場合は，専門機関への相談を勧める．

関連項目　【子】❼

承認欲求

　マズローが提唱した人間の基本的欲求の一つ．他者や集団から自分が価値ある存在と認められ，尊重されたいと思う感情や認識．

育てにくさの要因　子

❿ オムツがとれない，排泄の自立がなかなかできない

橋本創一

❶ 状況

　子どもは，2歳頃になると排泄の自立のため身体機能（おしっこがたまったことや出た際の感覚がわかる，おしっこを一定時間ためておける，トイレに行った時に力を入れておしっこを出せる，など）が整い，3歳頃にはほぼ排泄が自立する．しかし，こだわりや感覚の過敏さがある子どもの中には，紙おむつの感触にこだわり，パンツへの切り替えが難しい子どもがいる．また，全般的な発達の遅れがある子どもは，排泄に必要な身体機能が獲得されていなかったり，排泄に関する理解や大人の指示にしたがうことができない場合などがある．

❷ 解説

　排泄に必要な身体機能には，おしっこが膀胱にたまる感覚がわかり，膀胱周辺の筋肉や排尿機能などが発達し，ためておける（がまんする）ようになったり，トイレで出せるなどの神経・運動機能の成熟化が求められる．発達に遅れがある場合は，こうした神経・運動系の成熟化が遅滞することが多くなり，たとえ身体機能は獲得していたとしても，おしっこがたまったことや出たことを理解し周囲に訴えることができずに適応的な行動（排泄）に結びつかない．

　トイレでの排泄の手順を理解した上で，パンツを履き排泄をする習慣を身につけることが求められる．また，こだわりや感覚の過敏さを考慮して関わる必要がある．

- 紙オムツにこだわる子どもには，まずパンツに関心をもたせる．好きな色やキャラクターの描いてあるパンツを用意したり，一緒に買い物に行ったりして選ばせる機会をつくる．自主的に選んだものであれば，履きたいという意欲につながることもある．
- 日課としてパンツに履きかえる時間を設け，パンツの感触に慣れさせるとともに，時には失禁の不快感を味わわせ，トイレでの排泄の重要性を体験する．
- トイレの絵本や人形等を用いてトイレでの排泄の手順を説明する．また，保護者（親）やほかの子どもがトイレでする姿を見せることで，具体的にトイレで

の排泄の仕方を理解させる.

・ 定時排泄を実施することで，パンツを履いてトイレに行くという習慣を身につけ，失敗経験を未然に防ぎ，トイレでできたことを褒めることを積み重ねていく.

・ トイレに好きな玩具を置いたり，「おしっこが出なくてもお歌を1曲うたおうね」などと楽しい環境を作って，まずは便座に一定時間座ることを習慣化させる. 子ども側の問題ではなく，保護者（親）の対応がうまくないために排泄が自立しないケースもあるので見極める必要もある.

❸ 聞き取り・関わり方・観察のポイント

身体機能のチェックと言語理解，トイレでの排泄の手順を理解できているかどうかを確かめる. その他に，トイレに入ることの不安や拒否，パンツなどへの過敏さがあるかどうかを確かめる. 特に，おしっこをためておける時間の長さについて家庭や外出時などで詳しく聴き取る. 加えて，膀胱周辺の筋肉の十分な発達として，ある程度の時間は歩ける脚力（筋力），腹筋の状況やしゃがみ姿勢の保持が可能であるかなどもみる.

❹ 助言（アドバイス）

排泄の自立を焦ると，トイレやパンツへの拒否につながり，逆にオムツ，決まった場所や姿勢などで排泄するこだわりを強めてしまう. 親子関係のねじれが生じる可能性もある. 育児書などにあるトイレットトレーニングを参考にしながら，子どもにあった方法を考えて短期集中で取り組んでみる. うまくいかなかった場合は，無理強いせず一定期間（2週間ほど）はそうした自立に向けた働きかけは休止し，子どもが忘れた頃に再開させるのも一つの方法である.

全般的な発達の遅れや偏りが疑われる場合，または過敏さが著しい子どもは，排泄の自立に数年かかる場合もあることを承知しておく必要がある.

❺ 連携

全般的な発達の遅れや偏りが疑われる場合には，発達支援センターに相談することを勧める. 過敏さなどが著しく，緩和されることが少ない場合は，小児科に相談する.

関連項目　【子】❶⓫⓰　【親】❶❷❼　【環境】❽

育てにくさの要因　子

❶ 外出先のトイレや建物に怖がって入れない

杉岡千宏

❶ 状況

　子どもは，好奇心旺盛で何に対しても興味を示す一方で，1歳を過ぎる頃から自分のまわりの世界に起こっていることに敏感になる．感覚の過敏さがある子どもにとっては，いつもと違う場所，いつもと違う人，いつもと違う匂いなどに過剰に反応し，それを恐怖と捉えることもある．また，外出先のトイレで嫌な匂いがした，ショッピングモールで転んでしまった，病院で注射をして痛かったなどの以前の嫌な記憶（ストレス）が，外出先というだけで思い出されてしまい，拒否・不安につながることもある．

❷ 解説

　外出先でのトイレや建物などに対する恐怖心を少しずつ緩和させていき，安定した状態で様々な場所に出かけられるようになることが求められる．子どもの恐怖や不安を特定し，そこに寄り添い，それを軽減する関わりを勧める．

- トイレに行けないことで外出そのものを控えてしまい，活動体験が減ってしまう恐れがある．まずは，事前にトイレを済ませておき，外出先ではトイレに行かなくて済むようにして，外出や活動範囲を広げていくことが重要である．
- 身近な大人が，その場所が安全で，平気であることを態度で示してあげる．また，外出する前にその場所の写真などを見せながら話しておき，見通しをもたせ安心させる．
- 小さな目標（"建物の入口を見るだけ""一歩中に入るだけ"など）を設定して成功体験を重ねていく．無理強いはせず，できそうな目標で取り組む．

❸ 聞き取り・関わり方・観察のポイント

　外出先のトイレや建物を怖がる子どもの様子に関して，以下の点について聞き取っていく．

- どんな場所や建物に怖がって入れないのか．

- 過去に嫌な体験や不安なことがあったのかどうか.
- 嫌がり方や不安の程度などはどれくらいか.
- 逆に，大丈夫で入れる場所や建物はあるか.

❹ 助言（アドバイス）

　初めての場所にあるトイレや建物については，子どもが安心できるよう丁寧な対応を心がける．無理強いせずに，経験を重ねさせながら行ける場所を増やしていき，そのなかに怖がるトイレや建物も含めていくようにする.

　子どもが，大声を出したり泣き叫んだりするような怖がり方をしている場合は，まずはパニックをおさめて，平常心に戻れるように避難させる．そして，その時の状況とともに，周囲との関わりの様子について詳しく確認して，しばらくは回避させるのか，それとも少しずつ目標を決めて，怖がる場所に少しずつ入れるように経験を積ませていくかを検討する.

❺ 連携

　怖がり方が尋常でない場合は，場所や状況などを特定した上で，小児科や保健センターなどの専門機関への相談を勧める.

関連項目　【子】⓬ ⓭ ⓱

育てにくさの要因　子

⓬ 初めての場所や人を怖がる，初めての活動を嫌がる

杉岡千宏

❶ 状況

　子どもは好奇心旺盛である一方で，初めての場所や人，活動を目にすると，知らない環境にどう対処してよいのかわからないため不安感を抱くことがある．初めての場所や人への反応として，著しく強い感情表現や感情コントロールができなくなる姿（パニック）を示すほどの極端さがある場合は，様々な対策や対処などを講じる必要がある．また，こだわりの強さや自己肯定感の低さ，失敗を回避したいと思う気持ちが強い子どもにも，初めての場所や人，活動を恐れる傾向がみられる．

❷ 解説

　子どもが初めての場所や人に怖がっていたとしても，安心させる働きかけや言葉をかけながら，少しずつ慣れていき，その場所や活動に参加できるようにしていきたい．子どもの恐怖や不安に寄り添い，それを軽減するような関わりをしていく．

- 子どもにとって好きな物や遊びを増やしていく中で，外界の好奇心を育てていくことを大切にする．
- 初めての場所，人，活動について事前に説明する（写真などを見せてわかりやすくする）ことで不安を軽減するとともに，楽しみや期待をもたせるような話をする．なおかつ，そこでの活動を時間軸にそって見通しが持てるように具体的に説明する（スケジュール表や写真カードを時間ごとに示すなど）．
- 怖がる対象，活動や場所を，「見るだけ」「ちょっとだけ触る」「一歩だけ入る」「ちょっとだけやる」といったように，段階的に体験させていくようにする．
- 怖がる状況が続く場合は，子どもの好きな物（お守りのように安心するもの）を持たせたり，安心できる人がそばにいてあげて，"いつもと同じだよ（平静）"や"だいじょうぶだよ（安心）"を強調してあげながら少しずつ慣れるようにする．

❸ 聞き取り・関わり方・観察のポイント

　初めての場所や人を怖がる，初めての活動を嫌がる子どもの様子に関して，以下の点について聞き取りをする．

- 子どもが嫌悪感を示す新奇場面や状況に共通点はあるか（例えば，人が多い場所，動きが激しい活動など）．
- 嫌がり方や不安の程度はどれくらいか．
- 好きな場所，人，活動は何か．
- 初めての場所，人，活動に怖がることがあっても，何回か経験することで少しずつ慣れていった場合（場所や活動など）があったら，その時間の経過や大人の関わり方などを具体的に確かめる．

❹ 助言（アドバイス）

　子どもが，初めての場所，人，活動に対して恐怖心を抱いている場合は，無理強いをせず，子どもの恐怖や不安に寄り添い，安心できるように丁寧な対応を心がける．子どもの怖がり方が尋常ではない場合は，平常心に戻れるようにその場面を回避させる．子どもの様子や状況をみて，しばらく回避させるべきか，少しずつ慣れていくためにも経験を積ませるかを検討する．

　中には，初めての場所への過剰適応（本当は嫌だったり怖いのに，無理して頑張り，楽しそうに振るまったり笑顔でいる，など）を示す子どももいる．一見，その場では大人しく，適応的に見えても，帰宅後や翌日にそのストレスが出てくる場合がある．子どもの言葉や行動に注意し，無理強いはしないように留意する．好きな遊びや外界に対する好奇心を育てていくためにも，新しい玩具や遊び，場所などを経験することを取り入れ，他者と一緒に楽しむことを習慣づけていく．

❺ 連携

　大声を出したり，泣き叫んだりするなど，怖がり方が尋常ではない場合は，そうしたパニックの状況とともに，他者との関わりの様子などについて確認し，専門機関へ相談することを勧める．

関連項目　【子】⓫⓭⓱　【親】❻　【親子】⓯　【環境】❷

育てにくさの要因　子

⓭ 同年齢の子どもと遊ばない，または怖がる

杉岡千宏

❶ 状況

　親やきょうだい，親しい大人とは一緒にいる時に落ち着いて過ごすことができるのに，保育所や幼稚園などで，同年齢の子どもと一緒に遊ぶと不安定になり，ちょっとしたきっかけで泣いたり怒ったり，または避けるようにその輪からはずれていく．大人と関わる際には，自分のやりたいことを尊重してもらえるため，自分の思い通りに行動することができる．一方で，同年齢の子どもと遊ぶ際にはそうはいかず，各々が自分のやりたいことを主張し，自分の思い通りに遊べなかったりする．また，他児の意図や行動などが理解できず（読み取れず），うまく立ち振る舞うことができなくて失敗した体験から，同年齢の子どもと遊ぶのは楽しくない，または子どもは怖い（自分には理解できない存在である）という思い込みをしていることがある．たとえ，他児と関われている場面でも，過剰に大人の手助けを求めたり，「やりたくない」「怖い」などと愚痴をこぼし逃避傾向を示す．また，不安や緊張を著しく感じやすく，情緒不安定から他の子を叩いたり，指しゃぶりや抜毛，性器いじりなどの気になる習癖や問題行動を起こすことがある．

❷ 解説

　自分のやりたいことを優先したいという自己中心性の強さや，外界の刺激（子ども達の騒がしさや動きの速さなど）に対して過敏さが強かったり，相手の気持ちや場面の見通しが持てないことへの不安や恐怖を感じている，などの可能性がある．不快と感じる刺激（状況）をできるだけ取り除いてあげ，活動の見通しをもたせて，他の子どもと一緒にいることや関わることの楽しさを得られるように工夫することが必要である．

- まずは大人がそばに寄り添ってあげながら，子どもが遊んでいる場所に少しでも長い時間一緒にいられるように慣れさせていく．他の子どもが遊んでいる姿を見せながら，遊びや玩具などの面白さと楽しさなどを説明してあげる．
- 本人にとって刺激が強く，情緒不安定になる要素を軽減する(静かな環境など)．

32

- 安心して同年齢の子どもと遊ぶために，サポート役（安心できる）の友だちや先生などが一緒に活動するように設定する．
- 周囲の子どもたちから好意的に受け入れられるためにも，本人の想いを聞いて周囲の子どもたちにあらかじめ説明しておき，トラブルに発展しないように配慮する．

❸ 聞き取り・関わり方・観察のポイント

同年齢の子どもと遊ばない，または怖がる子どもの様子に関して，以下の点について聞き取りをする．
- これまで，同年齢の子どもとの接触経験はどのくらいあったか．
- 何が本人にとって嫌悪刺激になっているのか，情緒不安定になる要素は何か（周りの友だちが大声で話す，動きが乱暴である，など）．
- 同年齢の子どもと関わらなければ，同じ場所にいたり，遊ぶことはできるか．
- 親和性を感じている安心できる友だちや大人などが一緒に活動できる場面であれば楽しく遊ぶことができるか．
- 本人の好きな遊びや玩具などがあれば，同年齢の子どもと遊ぶことができるか．

❹ 助言（アドバイス）

同年齢の子どもと遊ばない，または怖がる場合には，不安や恐怖の示し方を詳細に観察し，環境整備や配慮によってどの程度の改善や変化が見られるかを把握する．同年齢の子どもとの接触機会が少ないようであれば，意図的に機会をつくり，拒否や不安の強さをみながら，徐々に慣れさせていくように指向する．最初は子ども同士の関わり合いがなくてもいいので，同じ場所で遊ぶことから始める．親しい大人が仲介しながら，徐々に同年齢の子どもとの関わりを手助けして，拒否や不安を減らしていく．

❺ 連携

3歳をすぎて，集団保育の場で生活をしている子どもで，周りの子どもを怖がり，新奇場面で異常に不安を訴える場合は専門機関への相談を勧める．

関連項目　【子】⓬ ⓯ ⓱　【親子】⓯　【環境】❷ ⓰

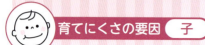

育てにくさの要因　子

⓮ 指しゃぶり，性器いじり，皮膚をむく，足の裏を嗅ぐなどがやめられない

三浦巧也

❶ 状況

通常，指しゃぶりや爪かみは，発達の過程で一過性にみられる生理的な行動であると言われている．しかし，股間に触れたり，皮膚をむいたり，足の裏を嗅ぐといった奇妙な動作をくり返す子どもがいる．その他にも，髪の毛を抜く，頭を打ちつけるといった行動を示す子どももいる．

❷ 解説

子どもが，何らかの原因で欲求を満たそうとして起こす行動が妨げられると，欲求不満になる．過度な欲求不満に直面したり，くり返し欲求不満状態に置かれると，子どもの緊張状態が高まり，普通の状態ではいられなくなる．こうした欲求不満によるイライラが原因で心身にゆがみが生じてストレスに陥ると，奇妙な動作が一過性ではなく癖として定着してしまう可能性がある．そうした場合，自身の体に触れたり刺激を与えることで，無意識に慰めようとする．口に物を入れる，唇を触る，性器に触る，指をしゃぶる，爪を噛む・いじる，足を激しく動かす，などの口・唇・性器・足といった身体部位への刺激が受容側にとっては感度が高いとされているためである．

また，子ども自身の特性によって引き起こされる場合もある．生まれつき神経質で，何に対しても過敏でこだわりが強いタイプの子どもは，奇妙な習癖や動作を行う可能性が考えられる．

❸ 聞き取り・関わり方・観察のポイント

子どもの奇妙な癖や動作に関して，以下の視点に立った観察・記録方法を紹介する．

- どんな時にどれくらい生じるのかを観察して，場面や状況を把握する．
- 不安が高い場合に生じる可能性があるため，その時の不安の原因や程度を探る．
- 違う行動を取らせて注意をそらせた場合に，癖や動作が軽減されるか確かめる．

- 数ヶ月間で癖や動作が他の行動に変化している（悪化している）かどうかを確認する.

　もちろん，子どもの行動に注目することは大事なことだが，同様に子どもの抱える不安の強さやこだわりの対象，程度などを捉えることが重要である.

❹ 助言（アドバイス）

　子どもの生まれながらによる特性によって奇妙な癖や動作が引き起こされる場合，回数を決めてその行動を行うことを認めてあげることも工夫の一つである. その際，無理強いはせず，徐々に軽減させていくことを目指していきたい. また，奇妙な癖や動作が生じた際に，子どもが興味を示す遊びに誘うなど，関心を他に向けさせる取り組みも，気持ちを変化させる上で効果的である.

　一方，子どもの欲求不満の状態が過剰に継続される要因には，保護者（親）の子育てのあり方が関連しているという指摘もある. 保護者（親）は，子どもとの触れ合いを大切にし，子どもと共に遊ぶことを通して，家族が元気で明るく生活がおくれるように心がけることが期待される.

❺ 連携

　半年以上に渡って，奇妙な癖や動作が継続している場合は，小児科への相談を勧める. また，周囲の子どもたちからあまりにも逸脱した行動が目立つ場合は，保健センターや発達支援センターなどでの親子グループの遊び活動や療育的な指導プログラムに参加することも有効である.

> **関連項目**　【子】⓰ ⓱　【親】❶ ❻ ❿　【親子】❻ ⑪ ⑬　【環境】❽ ❾

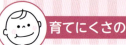 育てにくさの要因　子

❶ 遊びの興味・関心が狭い，ひとり遊びばかり好む

中村奈々

❶ 状況

いつも決まった玩具を使い，延々と同じ遊びを続けている．保育所や幼稚園など他の子どもたちがいる場でも，自分の世界に入り込み，他児との関わりをもたない．他の子どもに玩具を取られると激しく怒り，同じような玩具を与えても，いつも遊んでいる玩具にこだわり怒りがおさまらない．集団の中に入るよりもひとり遊びを好むために，他者と交渉・交流する経験（「入れて」「貸して」などを言う）が少なくなり，社会性を身につける機会に制限が生じてしまう．

❷ 解説

子ども個人の好きな遊びは，本人にとって安心して過ごせる時間・空間であるため，ある程度は認めてあげる必要があり，無理にやめさせたりすることは避けたい．一方で，集団での遊び・活動の時間はそうした場面とは違うので，一人遊びの時間と明確に区切って設けていきたい．本人の世界を少しずつ広げるために，まずは大人と遊べるような関わりを意図的に持つ．その中で"順番"のある行為（交互にボールを投げる，積み木をつむ，など）を取り入れ，他者を意識できるようにしていく．一つの玩具（例えばミニカー）に固執してかんしゃくを起す場合は，場所を変えて切り替えやすくし，「ボールもやってみようよ！」と別の遊びに誘う．

❸ 聞き取り・関わり方・観察のポイント

1. 集団に入らない理由を探る

単純に，遊びの興味・関心が限られている・狭い：まずは子どもの遊びの中に大人が入っていく．その中で，使用する玩具の種類を増やしたり，玩具の使い方をアレンジしたりすることで遊び方のバリエーションを増やし，興味・関心の対象を広げていく．

集団遊びのルールがわからない：順番やルールを個別に教える．

他の子ども（との遊び）が怖い：まずは大人と遊ぶことに慣れさせ，徐々に大人＋他の子ども→子ども同士…で遊べるようにしていく．明確なルールを呈示しあげると遊びやすい（鬼ごっこ：この部屋の中だけ，タッチされたら鬼を交代する）．他児への怖がりが強い場合は参加を無理強いせず，「一緒にいるだけでいいよ」「見ているだけでいいよ」と距離を置く．

2．一人遊びの際の子どもの世界観を知る

子ども独特のファンタジー性の高い遊びの世界を，本人の語りや姿，様子から理解してあげることも大切である．そして，その遊びの一部の行為やキャラクターなどをとらえて，別の遊びに取り入れられるものを探す．例えば，子ども自身が自分を○○マンという設定で遊んでいれば，「○○マン，ボールアタック！」と言ってボール遊びに誘っていく．

❹ 助言（アドバイス）

興味・関心の狭さやこだわりは，徐々に柔軟にしていきたい．本人が別の遊びや活動に切り替えることを嫌がった際は，集団活動であれば「その場にいるだけ！」，遊びであれば「一回投げるだけ！」など部分的でいいので参加できるようにしていく（しかし，著しく嫌がる場合は無理強いはしない）．その際「時計の針が5になるまで」「一回投げたら車の遊び」など先の見通しを持てるような声かけをすると不安がやわらぐこともある．

❺ 連携

家庭で取り組む場合，上記のような接し方を3ヶ月続けても変化がみられないときは子どもの扱いに慣れた幼稚園・保育所の先生などに相談し，園でも取り組んでもらう．それでも変化がみられない場合は子どもクリニックなどの専門機関に相談することを勧める．

関連項目　【子】⓰

育てにくさの要因　子

⓰ スケジュールや道順などにこだわる

中村奈々

❶ 状況

　毎日のルーティーンとして行っていることや，いつも通っている道などに固執する．決まり通りにできないとかんしゃくを起こしたり，次の行動に切り替えられない．幼稚園や保育所から帰る際，母親がスーパーに寄って行きたくても子どもが嫌がって寄って行けない．幼稚園をお休みして病院に行く日なのに，いつもと違うことを嫌がってかんしゃくを起こす．幼稚園で芋掘りをする予定の日に雨が降ってきて中止になっても，本人の中で予定が変更できずぐずぐずと怒る．

❷ 解説

　スケジュールや道順がいつも一定であることは，本人にとっては「見通しが持てる」という安心感をもたらしていると考えられる．しかし現実にはスケジュールがいつも一定ということはないので，物事へのこだわりは和らげていき，変化に対して柔軟に対応できるようになることを目指したい．

　上記のようにいつもと予定が違う「スーパーに寄って帰る」「病院に行く」などの場合は，前日から写真などを見せ，「明日は幼稚園が終わったらスーパーに行きます」「明日は幼稚園をお休みして，病院に行く日です．病院が終わったら，公園で遊びます．タイマーが鳴ったらおしまいにしてお家に帰ります．いいですか？」と子どもが見通しを持てるような説明をし，約束をする．天気によって予定が変更になる場合も，前日から「明日は，晴れたら芋掘りです．雨が降ったら幼稚園の教室で遊びます」と予定の説明をし，「晴れたら芋掘りができて『うれしいね』，雨が降ったら芋掘り中止で『残念だね』」という伝え方でなく，晴れと雨のどちらになってもいいんだ，と思えるように伝えていく．

　急にスケジュールを変更する際は，本人が見てわかるように写真を順番に並べて説明し，「いつもと違う！と思うかもしれないけど，先生やお友だちは同じだから大丈夫です」と声をかけるなどして不安を和らげる．変更された予定をすべて終えられた時は，「急に変わってびっくりしたけど，大丈夫だったでしょう」とで

きたことを褒めてあげ,「不安だったけれどやってみたら大丈夫だった」という経
験を重ねられるとよい.

❸ 聞き取り・関わり方・観察のポイント

・ 同年齢の子どもたちと比べても,切り替えの悪さや予定へのこだわりが目立つ
  か.
・ 特定の場面で生じているか,複数の場面で生じているか.(病院に行く日だけ嫌
  がるのであれば病院への不安が強いことも考えられる.病院も,公園も,スー
  パーも…と複数の場面で切り替えや予定の変更が難しければ,こだわりの強さ
  と考えられる.)
・ 予定の見通しがもてることで,切り替えられるようになるか.

❹ 助言(アドバイス)

　切り替えの悪さは,日常生活や集団行動において周囲に問題として捉えられや
すい.前の遊びへの執着として表れる切り替えの悪さは,定型発達の子どもたち
にもしばしばみられるが,自閉症スペクトラム障害の子どもたちが示す切り替え
の悪さの背景には,予定の見通しが持てない不安や過敏さがあると考えられる.
上記のように,前日からいつもと予定を変えることが決まっている,あるいは変
更の可能性がある場合には前もって説明し,約束しておくことが有効である.さ
らに,一つの活動の終わりも明確に示す(タイマーを鳴らす,時計の針が6に
なったらなど)ことで,より切り替えがスムーズになるだろう.

❺ 連携

　上記の関わりを3~6ヶ月継続しても変化がみられない場合には,専門機関に
相談することが望ましい.

関連項目　【子】⓫ ⓭　【親子】⓮

育てにくさの要因　子

❶ 母子分離ができない

三浦巧也

❶ 状況

　子どものなかには，何をするにも母親と一緒でないとできないタイプがいる．すぐに抱っこや手つなぎなどを求めたり，外出時はもちろん家の中でも母親の行く所を後追いし，お風呂や食事をする時など生活全般にわたって，母親がそばにいてくれることに執着し，自分の行為を手伝ってもらえるように要求する（かなわない時は泣き叫ぶ）ことがみられる．

　このタイプの子どもは，母親の姿が少しでも見えなくなるだけで，大泣きして探し回る行動がしばしばみられる．

❷ 解説

　子どもと母親との分離については，以下のように発達すると言われている．
- 生後 6・7 ヶ月頃：人見知りという現象が現れる．母親以外の人に抱かれると不満な顔をしたり，泣き出したりする．
- 生後 7〜9 か月頃：自分自身の心以外にも，他者の心というものがあることに気づく．
- 1 歳前後頃：人見知りが軽減していく．

　この時期に生じる人見知りは，母子間の暖かい絆である愛着（アタッチメント）がきちんと形成されている証拠といえよう．

　しかしながら，この愛着に関する行動や，絆の形成が一時的に停滞している場合において，愛着の形成に不全が生じてしまうことがある．このとき，子どもは母親と物理的に離れてしまうことに対して，過剰な不安にさいなまれてしまい，心に安心・安全感を抱くことができず，実際に母親から離れることが難しくなってしまうと考える．

❸ 聞き取り・関わり方・観察のポイント

　子どもの愛着形成に関して，次の視点に立った観察・記録方法を紹介する．

1．子ども側の問題
- 何らかの障害を持っている（障害の疑いがある）．
- 子どもから発せられる信号（大人への要求や愛情表現など）が弱い．
- 気難しい性質を持った子どもである．
2．母親側の問題
- マタニティブルーの状態である．
- 母親自身に虐待体験がある．
- 育児に対して過度な不安がある．

　また，特に母親へのソーシャル・サポートが充実しているかどうかという環境的な要因も大きく関与している場合があるため，子どもの姿のみに注目するのではなく，母親や家庭環境などにも留意して，母子分離できない要因をさぐる必要がある．

❹ 助言（アドバイス）

　子どもが不安になって分離できないということで，母親が過剰に子どもを守ったり，子育てに関する不安が増幅されないようにする周囲の対応が必要である．

　その際，母親が安定した養育を行うためには，父親やその他の家族との関係が重要な要素となる．父親またはその他の家族の積極的な育児参加により，家族の間で母親を一人で追いつめることなく，育児そのものを楽しめる環境作りが，子どもとの愛着をよりよく形成する上で重要であると考える．

　また，適切な母子の愛着が形成されにくい要因として，子ども自身に何らかの障害の疑いがある場合は早期に専門機関を受診し，その子どもに合った適切な対応をしていくことが望まれる．

❺ 連携

　母親が精神的・経済的に追いつめられていないかどうか，家族全体で見守ることが大切である．そして，家族で母親が必要とするサポートの種類・質・量について十分な検討を重ねることも大事なことである．子どもの様子に変化がみられなかったり，状況が悪化する兆しがみられる場合は，子どもの要因，保護者（親）の要因，家庭環境による要因などにより各々適切な専門機関へ相談することを勧める．

関連項目　【親】❻❼❽　【親子】❸　【環境】⑬

育てにくさの要因　子

⓲ 発音が不明瞭

橋本創一

❶ 状況

発音が不明瞭になる要因として，①発達がゆっくりであり，発音に必要な器官の筋肉などが十分に育っていない，②聴覚に問題があり，聞きとりやそれに伴い正確な発音ができない，③構音の問題，の3パターンが考えられる．③は，さらに器質的な問題（口蓋裂など）でうまく発音できない場合と，機能的な問題（器質的に問題はないもののうまく発音できずに不明瞭になる）とに分けられる．

❷ 解説

発音の不明瞭さは，3～4歳くらいまでは定型発達の子どもにも多くみられるもので，早計に疾患や障害を疑うことは避けるべきである．身体発育・発達のゆっくりさや幼児語様のしゃべり方が許容されてきた場合には，その影響から発音の不明瞭さが生じることも少なくない．一方，しばしば知的発達障害や自閉症スペクトラム障害と合併することがあるが，発音が不明瞭＝自閉症ではないことに留意すべきであろう．発音が不明瞭な子どもへの基本的な対応としては，不明瞭であることを逐一指摘せず，子どもの言わんとすることを汲み取り，楽しく発語・発話する意欲を育てることが重要である．自分の発音が上手くないことを過剰に気にして，会話することに消極的態度や苦痛になってしまうと，緘黙などの二次的な問題に発展しかねない．

適切な発音を促す意図的な関わりとして，発音ばかりに目を向けず，文字の読みを教えていくことも考えられる．ひらがなを覚えることで視覚的に音を識別できるようになり，単語においても音韻意識（一文字ずつの音を区別する意識）が生まれて発音しやすくなる．音の誤学習をしていた場合は，視覚的に理解することで自身で照合したり違いに気づいてくれることが見込まれる．

❸ 聞き取り・関わり方・観察のポイント

- 発音が不明瞭である原因を探る．

聴覚の問題があるか．口腔内などの器質的な問題があるか．発音の際の口の動かし方などに問題がないか．音の誤学習をしていないか．全般的な発達の遅れやその他の障害の症状がみられるかどうか．

・発音の不明瞭さに規則性があるかを探る．

促音が消失（きって→きて，など），同音反復（アイス→アイアイス，など），置換（k→g，s→t，w→b，など），脱落（クリスマス→クスマス，など），省略（クリスマス→・・マス，などしか言わない），付加（アイス→アイス カ，など余計な音をくっつける）などの置換．また，吃音のような非流暢性（カラス→カ・カ・カラス，など）があるかどうか．

④ 助言（アドバイス）

　家庭や保育所・幼稚園のはじめの対応として，間違いやうまく発音できないことを指摘するのではなく，子どもの話す内容を汲み取ってあげながら楽しくコミュニケーションをとることが基本である．状況に応じて，きょうだいや友だちにも発音の不明瞭さを過剰に指摘しないよう理解を求めることが必要である．成長に伴って不明瞭さが解消される場合も多いが，周囲の子どもたちと比べて発音が苦手な様子が目立つ場合は専門機関に相談し，言語聴覚士などのもとで必要なトレーニングを受けることが望ましい．家庭や園で発音の練習をすることも一定の効果はあるが，本人にとっては生活の場であることから負担に感じることがある．クリニックや療育機関等で決まった時間にトレーニングを受け，家では宿題を少しこなすような感じで取り組む程度がよい．または，「簡単な口周りの体操（筋力トレーニング）だよ」として実施するくらいが望ましい．

⑤ 連携

　発音が不明瞭な時期は，幼少期であればどの子どもにもみられる．不明瞭さが年齢相応なものかどうかは，親だけでは判断しづらい．まずは普段から多くの子どもたちと接している保育所・幼稚園の先生に相談し，周囲の子どもに比べ，著しく発音が苦手である，または周囲とのコミュニケーションに支障が生じているようであれば専門機関に相談することを勧める．

関連項目　【子】❻ ⑳　【親子】❷ ❸　【環境】❽

育てにくさの要因　子

⓳ ボーっとしていることが多い，忘れ物が多い

中村奈々

❶ 状況

　ボーっとしていることが多く，注意集中の持続が難しいために集団での一斉指示を聞くことができない．親子の会話においても，長い説明をされると，途中で視線がそれたり，ボーっとして聞いていられない．その結果，集団活動では一人遅れてしまったり，話を理解しておらず何をしていいかがわからなくなってしまう．また，使った玩具をその場に置きっぱなしにして，ほかの場所へフラフラと遊びに行ってしまうため，片づけられず，結果として物をなくすといったことが多くみられる．

❷ 解説

　不注意が著しいタイプであり，目の前のことに注意を向け続けることが難しい．集団での一斉指示を長時間にわたって聞くことは難しく，特に複数の情報が含まれる複雑な指示は個別に説明する必要がある．また，集中力の弱さから耳からのインプットだけではすぐに忘れてしまうので，指示は紙に書いて手元に置いたり，前に貼るなどして確認のできる状態にする（環境調整してあげる）必要がある．

　保育所・幼稚園などの就学前の場面で身につけて欲しい適応スキルに指示を聞き逃した際に周りの子どもたちをまねして取り組む模倣スキルや，先生や友だちに「どうやってやるの？　教えて下さい！」などと助けを求める援助要請スキルがある．具体的な接し方として，クラス全体が一斉に活動に取り組む際，指示を聞き逃してボーッとしている時に，「○○くん，お隣の△△ちゃんは何してるかな？」や「○○くんお話聞いてなかったかな？　△△ちゃんに"おしえて"ってお願いしてごらん」と，声をかけ，周囲の子どもに意識が向けられるよう練習していく．家庭でも同様に，子どもが自分から質問したり助けを求めるように促していきたい．

　次に，説明をしっかり聞いて理解するために，聞く姿勢（相手の顔を見る，姿

勢を正しくして聞く，聞いた単語を心の中で復唱する，など）を具体的に教えていき，できるだけ長い時間でも話が聞けるように練習させたい．

❸ 聞き取り・関わり方・観察のポイント

1. 言語理解の発達に遅れはないか

　一斉指示で動けないのは言語理解の面で難しいのか，不注意が強いためかを確認する．

2. 話を聞いていられる時間は何分くらいか，聞いている姿勢はどのような様子か

　どのくらいの長さの話であれば最後まで聞いていられるか．聞いている際の態度や姿勢のくずれはあるか．

❹ 助言（アドバイス）

　話している相手に注意を向けられない場合は，手を握る・肩をたたくなどの刺激を与えて，注意を向けることを促す．まずは聞く構えをつくることに留意し，聞く姿勢や態度に注目して，うまくできている場合は褒めて維持できるようにする．

❺ 連携

　保育所や幼稚園での集団活動でボーっとしていて，取り組みの遅れが目立っていても，先生の配慮があれば大きな問題になることは少ない．しかし，就学後は集団活動でのテンポの遅れが学習の遅れにつながってしまう．上記のように周囲の模倣や援助要請といったスキルの発揮だけでは，集団活動にうまく参加できない場合が出てくる．学習の遅れや学校不適応などの著しい問題に発展した場合には，医療機関に相談し，薬物療法の導入も検討する．

関連項目　【子】❼❾　【親子】⓫⓭

育てにくさの要因　子

⓴ よく転ぶ，手先の不器用さが目立つ

三浦巧也

❶ 状況

3歳頃になると，「何でも自分一人でやってみたい」という気持ちが芽生えてくる．またこの時期になると，身辺自立が少しずつ増えてくる．しかしながら，ボタンはめができない（はめ違いが目立つ），はさみを上手に使えない，箸の持ち方がおぼつかない，水道の蛇口がひねられない，折り紙をきれいに折れない，ペンやクレヨンを握って丸・三角・四角などを描くことが苦手など，何度も経験しているにも関わらず手先を使った活動に困難さがみられる．加えて，1歳前後の頃のような歩き方のぎこちなさや転倒とは異なり，3歳を過ぎて段差や溝がないにも関わらず道路でよく転んでしまう姿がみられる．

上記の行動について，何度もやり方や注意を促しても，一向に改善されないことが多くみられる．

❷ 解説

3歳以降の幼児期の子どもは，2つ以上の動作の組み合わせや運動を上手くコントロールしていくような運動の調整能力が発達する時期である．運動行動（生活のなかで求められる様々な身体行為）には工程や段階があり，それぞれの動作を集積したり調整することによって，目的の行動が達成される．例えば，靴下を履くときには，①靴下を持つ，②靴下につま先を入れる，③靴下をかかとまで引っ張る，④靴下にかかとを入れる，⑤靴下を上まで引っ張るという動作が求められる．

幼児期以降，子どもの運動発達は粗大運動（歩く・走る・跳ぶなど）を獲得する段階と，身体の一部である手先などを様々な感覚と協調しながら動かす微細運動（ボタンはめ・お絵かき・おりがみなど）を獲得する段階を踏んでいく．この時，粗大・微細運動に不器用さを残す場合があるため，活動において様々な困難さを示すことが考えられる．

❸ 聞き取り・関わり方・観察のポイント

- ペンやクレヨンおよびクレパスなど，太さの異なる筆記用具の中で，持てる物と持てない物を調べる.
- 手首の動き等の筋肉の弱さや動かし方について，なぞり書きや絵を描くおよび折り紙などの遊びから観察する.
- 大きさの異なるボタンを用いて，はめられるものとそうでないものを調べる.
- ボタンはめは，鏡などを使って練習する.
- 転倒するタイミングや場所，どんな動作中に転ぶのかを細分化して整理する.

　上記の観察を経て，子どもが活動でつまずいているポイントを具体的に把握した上で，適切なサポートをすることが重要である.

❹ 助言（アドバイス）

　運動や手先が不器用な子どもは，大人がやり方を教えても上達するまでに時間を要したり，改善することが難しいために，指摘を受けることが多くなってしまいがちである. 子どもが様々な活動に対して消極的になってしまわないように，手伝ってあげたり補助具などを用いて段階的に達成感を味わわせる工夫が必要である. 例えば，大きな道具に取り換えたり，運動に負荷がかかりにくい素材や器具を用いることも効果的である. 加えて，どこに注目すればよいのかといったポイントを指し示してあげることも，自分自身の動作が的確にできているかを振り返ることにつながり，不器用さへの改善に役立つ.

　そして，保護者（親）や家族は，粗大・微細運動に苦手さがある子どもに対して，身体を動かすことが楽しいと感じられる経験を積ませ，子どものできたことを褒めてあげることが大切である. 子どもに「できた」という達成感や有能感を与えることが，その後のこころの成長につながる.

❺ 連携

　子どもの不器用さが，経験の少なさによるものか，手指先や体全体の協調性の弱さによるか判断に迷う場合や，教え方に苦慮するときは，専門機関における相談を勧める.

> 関連項目　【子】❼ ⑲　【環境】❽

育てにくさの要因　親

❶ ネットや育児雑誌の情報に振り回されている

堀口寿広

❶ 状況

親が子育てに関する情報源としてインターネットや雑誌などのメディアを重視するあまり,
1. 情報の通りに子育てを行わなければならないと考えている状況
2. 1.の結果,わが子の発育が情報と一致せず不安になっている状況
3. 不適切な情報をもとに子育てを行っている状況
    ① 食事の効果を過大視（例:「○○を食べれば/食べなければ△△に良い」）:フードファディズム（food faddism）
    ② 科学性をうたっているが科学ではないもの:疑似科学
    ③ 補完療法・代替療法への過信（例:発達障害への効能をうたったサプリメント）
    ④ 更新されていない学説（例:自閉症ワクチン原因説,3歳児神話）
    ⑤ 誤った信念（例:ワクチン無用論,中枢刺激剤への批判,叱らない主義）

❷ 解説

いつでもアクセスでき一度に大量の情報を入手できるメディアは親にとって気軽な相談相手になっている.

しかし,情報の取捨選択は利用者の責任である.多くは一過性の流行で終息し,被暗示性の高い親は次の流行に移る.わが子の育ち方からくる不安を否認する心の防衛規制として理解できることもある.一方で,誤った情報を主観にもとづき事実として確信する心理過程は思考の問題として理解でき,強固さ,訂正の可否,不合理性の自覚の有無により,妄想,優格観念,強迫観念に分けられる.その他,親自身の発達障害に起因するこだわりがある.

親は,同じ考えをもつ者をネット上に確認すると信念を強化し,それが子どもの成長による変化であっても「○○をしたから効果があった」と次の発信者となる.

①**状況** 2.の中には，「わが子に発達障害がある」と訴え，否定されてもドクターショッピングを続ける例がある.

❸ 聞き取り・関わり方・観察のポイント

学会の教育講演などで知識の更新を怠らない．インターネットで最近何が流行しているのか，また，どのような議論（反証とそれへの反論）があるか把握しておく.

- 子どもの健康に影響が出ていないか
- 家庭訪問時には強迫的な行為（例：家中の物を薬品で消毒している），消費行為（例：健康食品や通信販売の箱がたくさんある）を注意して観察する

❹ 助言（アドバイス）

相談された場合は親の話に耳を傾け「お子さんの○○なところが気になるんですね」と，具体的な「育てにくさ」を拾い上げて話題にする.
親の信念や行動を強化しないよう注意する.

- 頭ごなしに「それは効果がない」と否定すると，関係が途切れドクターショッピングにつながる．同様に，反証は効果がない
- 「効果があると言う人もいるみたいですね」「関係があるかもしれませんね」「のんでものまなくても同じですよ」などと受け流したつもりでいても，やがて「効果/関係があると保健センターで/先生も言っていた」となる
- 「うちもやっているんですよ」という安易な同調は厳禁
市町村で「健康講座」を企画し，案内を渡してみる.

❺ 連携

親の実施している行為により子どもの健康が損なわれていると考えたら，虐待の疑いとして直ちに担当部署に通告する.

それ以外の場合は「またお話を聞かせてください」として1ヶ月後に確認し，親の信念が変わっていなければ「お子さんには合わないのではないか」と告げてみる.

関連項目 【親】❹

育てにくさの要因　親

❷ 知的障害が疑われる

寺川志奈子

❶ 状況

　子どもへの愛情は感じられるものの，その方向にずれがみられる状況．
- 経済的に苦しいはずなのに，家には通信販売で購入した赤ちゃん用品があふれている．子どもにはブランドの服を着せているが，身体の傷を放置している
- 家族計画を立てることが難しく，可愛いいからという思いだけで次々に子どもを産む

　子育てがうまく行われていないことの要因として，親の知的障害が疑われる．

❷ 解説

　子育ての困難は子どもの各年齢段階で様々な問題を呈する（**表1**）．多くの場合，生活面でも様々な困難を抱えている．
- 家事（炊事，洗濯，掃除をしない・できない）
- 近所づきあい（家の不衛生さ，ゴミ問題によるトラブル）
- 家計のやりくりや金銭管理（経済的な苦しさ，読み書き計算の弱さ，計画性がない）

❸ 聞き取り・関わり方・観察のポイント

　保健師が，親に知的障害が疑われることについて，いつ，どのように気づくか**表2**にまとめた．

❹ 助言（アドバイス）

　親との信頼関係を築き，"身近な存在"であることが，親子の生活と安全・健康を保障する保健指導の前提となる．予防接種券を小分けにする，お下がりの子ども服を持参するなどの工夫をして頻回の家庭訪問を行い，できるだけコンタクトをとる．知的障害の可能性があれば，説明は書類を丁寧に音読し，「いつでしたっけ？」とポイントを質問し復唱してもらうなどの対応を行う．

表1　子どもの発達の時期と生じる課題

	乳児期	幼児期	学齢期	思春期以降
課題	赤ちゃんの健康や安全に留意することの難しさ （例） ・きちんと計量してミルクをつくれない ・気温に合わせた衣服の調節ができない ・入浴させるなど清潔を保つことに配慮できない ・病気やけがに適切な対処ができない ・予防接種や受診が遅れてしまう	適切な養育環境をつくることやしつけをすることの難しさ （例） ・携帯やスマホの操作に没頭していたり，DVDを流したままにしている ・子どもに話しかけたり本の読み聞かせをしない ・友だちとの遊び方やルールを教えることができない	（例） ・子どもを起こす，朝食を準備する，身支度など登校の準備を促すことができない ・学習の進捗状況を把握することができない ・間違ったひらがなや数字を教える ・子どもといっしょになって遊ぶ，いたずらをする	子どもの自立に関する課題 「結婚，妊娠，出産，子育てに関わる問題が，自分の親と同様に繰り返される」リプロダクトの問題 （例） ・異性との適切な付き合い方，性感染症の危険性を教えられない ・進学や職業選択について適切な助言ができない
子どもの状態	ネグレクトの状況が生命の危険を招く ・体重の増加不良 ・病気やけが ・誤飲などの事故	・基本的な生活習慣が身につかない，身辺の自立ができない ・ことばや認知の発達の遅れ，集団に入れない問題が顕在化してくる	・遅刻や欠席が多くなる ・学業不振から不登校になる，不衛生さが友だちからのいじめにつながる ・初潮の手当てができない ・健常児では，子どもの知的な能力が親を超えはじめ，親との関係や学校の友だちとの関係などにおいて，様々な心理的な葛藤を感じる	・子どもにも知的障害がある場合がある ・女子の場合，妊娠，出産について自分が辿ってきた辛い経験を生まれてくる子どもにもさせてしまうのではないかと悩む ・周囲が知らないうちに妊娠したり，堕胎と妊娠を繰り返す ・生まれてきた子どもに社会生活の困難が繰り返され，親の子育てはより困難になる

　親本人が困っていない例もあるが，生活面での困難を取り上げて「こうしてみたら」と解決策を具体的に提案する．できていないという認識を親と共有し話題にできるようになったら親子が活用できる制度を紹介し，「使えるといいですよね，いっしょに相談に行きましょう」と促す．障害者手帳未取得の例では，制度

表2 保健師が把握した時期と気づきのポイント

把握した時期	頻度（%）	気づきのポイント
母子健康手帳の交付時	61（35.3）	会話のやり取りや文字の書き方．保健師が窓口で対応する意味は大きい
新生児訪問時	38（22.0）	ミルクを作れるか．台所は機能しているか？掃除や洗濯はされているか？
1歳半健診時	21（12.1）	
出産した医療機関からの連絡	16（9.2）	妊娠届けのない例，妊婦健診を受けずに駆け込み出産の例もある
乳児健診時	16（9.2）	
3歳児健診時	14（8.1）	
他の公的支援機関からの情報	13（7.5）	家族全体に生活支援が必要な場合も少なくない
健診未受診への対応時	11（6.4）	健診未受診への対応や家庭訪問は保健指導の重要な鍵となる
合計（例*複数回答あり）	173	

〔寺川志奈子，ほか：小児保健研究64（2），2005をもとに改変して作成〕

の利用に必要な手続きとしてつなげていく．

支援は多岐にわたり長期の見通しが必要になるため，ひとりで抱え込まないよう支援ネットワークを形成することが大切である．

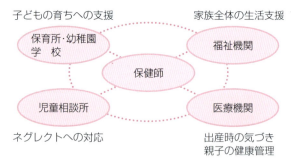

図1 知的障害が疑われる親への支援における連携

❺ 連携

親や子どもにかかわる保健・福祉・教育・医療の担当者が連携を図ることが求められる（**図1**）．

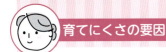 育てにくさの要因　親

❸ 精神疾患が疑われる

金城和子，堀口寿広

❶ 状況

健診時の親の様子などから，育てにくさにつながる要因として，親に精神保健（メンタルヘルス）の問題があることが推察される．

❷ 解説

産後うつは出産後1週目から数ヶ月以内に発症し，健診で採用しているエジンバラ産後うつ質問票（EPDS）では7〜12％が陽性となる．本項では産後うつに限定せずメンタルヘルスの問題として説明する．

事実，親にメンタルヘルスの問題があるとしても，健診の場では治療中なのか自身ではまだ気づいていない状況なのか，どちらかすぐにはわからない．しかし，自身の心身のケアが十分に行えなければ子どものケアもなおざりになる．疑いを持ちながら母子保健の範疇外であると考えて対応をしなかったということのないよう，必要な初期対応を確実に実施する．

❸ 聞き取り・関わり方・観察のポイント

健診や受診時（**図1**）に，注意すべき点を示した．

❹ 助言（アドバイス）

状況別の助言を**表1**に例示した．

精神疾患のある人も子育てをする権利を平等に有している．本人の意思決定を支えて同意を得ながら支援を進めることが重要である．

❺ 連携

未受診で医療機関を探しているのであれば保健所などの相談窓口を紹介する．治療中であることがわかれば主治医や医療ソーシャルワーカーに，子育てに関する状況を連絡し情報を共有する．子どもの発育状況，家庭環境の状態に応じて要

保護児童対策地域協議会への報告を行う．ケア会議が開催される際に出席を依頼されたり意見を求められたりすることもあるので，家庭訪問などでは生活の状況を丁寧に記録する．会議の開催後は，親子が地域の子育て支援のネットワークへつながったことを確認しておきたい．

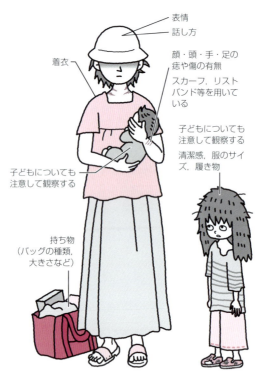

図1　本人の表情，話し方，歩き方，身なりの着眼点

表1 状況別助言の例

状況の例	考えるべきことと助言の例
「うつなんです」などと自身の精神保健の問題を告白されたとき 定期的に受診していない，服薬をしたくないと相談されたとき	治療中の場合は病院名・主治医は誰か，気分を害さないようにていねいに聞き出す 注：受診への同行・同席，主治医との連絡については本人の許可を得る（緊急性が感じられたときは関係者間で連絡を取る場合もある）
「子育てに疲れた」などと漏らしたとき，「死にたい」など自殺をほのめかす発言があるとき リストカットの傷痕を見つけたとき	まずは「死にたくなったんだ…」と，本人の気持ちを受け入れる．それから，「何か理由があったの？」とゆっくり聞く 内容によって，一緒に解決策を考えてみる
本人の話の特徴として，話がとぶ，長く回りくどい，同じ話を繰り返すなどに気づいたとき 手続きなどの説明に対する理解が十分でないと感じられたとき	母子手帳の記載などから読み書き，計算等の力を確認する 健診・公的手続きの同行支援，お手伝いを申し出る．悩みや困っていることを聞き，寄り添い，信頼関係を築く 家庭訪問して生活状況を確認し，支援の必要性の有無を見極める．「一緒に行ってみよう」と，行動開始のきっかけをつくる
精神疾患での再入院の可能性が高く，入院中の子どもの預かり先を確保する必要があるとき	いくつかの方法（児童相談所・児童養護施設・里親等），預かり先の情報（パンフレット等）を説明しておく 規則にとらわれすぎて書類の手続きの話が前面に出ると，本人の不安はより強くなる．安心して入院治療が出来るよう，日頃から家庭・子どもの状況を把握しておく
家庭訪問をしたところゴミ屋敷であったりしたとき	相談をきっかけに本人に片づけを手伝う意向を伝える 「不衛生な状況が子どもの病気やケガにつながる」「衣類や体から悪臭がすることで周りから嫌われる」等と伝えてみる
配偶者（夫）が精神疾患による休職中で妻（母親）のストレスがたまっているようなとき	夫の受診している医療機関との連携を検討する 女性センターの相談窓口を紹介する 市町村の健康講座や地域のサークルに関する情報を提供してみる

育てにくさの要因 【親】

3 精神疾患が疑われる

関連項目 【親】❷

育てにくさの要因　親

❹ 発達障害が疑われる

堀口寿広

❶ 状況
　育てにくさを訴えている親に，発達障害を疑わせる認知の特徴があり，育てにくさの要因になっていると考えられる状況．
　子どもの対応に追われ，うつ状態になっている母親の背景に，強いこだわりがあり母親を責めつづける父親がいる状況．

❷ 解説
　親が対応する力を発揮できるよう支援することをエンパワメント，心折れずに回復する強さをレジリエンスと言う．障害者差別解消法により，健診，子どもの診療の利用者に障害がある場合には，合理的配慮を提供する態勢が求められる．

❸ 聞き取り・関わり方・観察のポイント
- 最初に「今，お困りのことを教えて下さい」と質問する
- 親自身が子どもの頃はどうであったか聴取する

❹ 助言（アドバイス）
　実施できる合理的配慮の例を**表1**に示した．

❺ 連携
　親が医療機関を利用している場合は本人の同意を得て，育てにくさが強まっていないか定期的に確認してもらうよう主治医に依頼する．これから医療機関を探すという場合は保健所の相談窓口などを紹介する．
　子育ての実施に困難をきたしている程度が強い場合は，障害者手帳を取得し居宅介護（ホームヘルプサービス）を利用することを提案する．
　子どもに障害がある場合は，年齢に応じて保育所・幼稚園の担当者，スクールソーシャルワーカーに連絡し，担当者に情報の整理を一緒に実施してもらう．

表1 子どもの相談を実施する際，親の理解と協力を得るために実施できる合理的配慮

いつ	どんなことがあったか	それに対して実施できる合理的配慮
予約	来所しないため電話で確認すると予約を忘れている	予約日時を書いたカードを渡す 予約カードを診察券に貼り付ける
	予約した時間を過ぎて来所するが理由の説明もなく平然としている．いつも遅れてくる	
相談	相談の開始が予約より少しでも遅れると不満を述べる	
	「……はどうですか？」など，開かれた質問には適切に答えられない	具体的な例，選択肢を提示して質問する
	質問に対する聞き返しが多い	ゆっくりと話す
	簡潔に，起承転結を持って説明することができない．いったん話がそれると元に戻らない	話の糸口（5W1H）を提示して項目ごとに尋ねる
	話の中に独特の言い回し，語句がある	どのような意味合いで使用しているか確認する
	たとえ話が通じない	「たとえば……」「……のような」といった表現を用いない
	話の最中，熱心にメモを取る，会話を録音する	相談終了時に話の内容を確認するだけでなく，次回の来所時には前回の内容をおさらいする
	「どうして○○と診断できるのか？」と批判的で子どもの診断に納得しない	診断や検査の意味を再度説明する IQはパーセンタイル値に置き換えて説明する
	検査結果に納得しない	
対応方法の説明	今後について，仮定の話をするも「そんなことはありません」と否定され話を進められない	「もしも……」「仮の話ですが……」といった表現を用いない 条件にあてはまらない場合の説明を省略しない
	提案した家庭での対応に同意するものの，実施しないか，実施しても長続きしない	親自身が子どもとして経験したことを踏まえて，具体的な支援を提案する 口頭で行う説明，各文書ではそれぞれの文に主語をつけ支援における役割を明確にする
	あれこれと助言や指導を取り入れようとするが，どれもうまくいかずに落ち込んでしまう	
	思い込みが強く，マニュアル通りに子育てを実施しようとする．新しい助言などは入らない	「○○が○回できるようになったら」等，子どもの行動など具体的な指標をもちいて目標を提示してみる
	マニュアルやガイドラインなどを持参して，記載通りの対応を求める	
相談後の行動	次回の予約を取らずに帰ってしまう	予約日時を書いたカードを渡す 予約カードを診察券に貼り付ける 次回の相談が必要となる状況について，目安を具体的に示す
	紹介先の病院や相談機関に行く手順について，すべて「やってもらえる」ものと思って待っている	親の実施する行動については，順番をつけて簡潔に記載した紙を渡しながら説明する

関連項目　【親】❷

育てにくさの要因　親

❺ 母子健康手帳を忘れた，書いていない

寺川志奈子

❶ 状況

　親としてなすべきことを理解できなかったり，忘れっぽかったり，あるいは，子どもを可愛がる気持ちがちぐはぐな行動に表れたりする状況．
- 乳幼児健診の「持ち物」の1番として連絡してある母子健康手帳を忘れてくる・紛失してしまう．
- 就学後，「うちの子は発達障害ではないか」と心配して受診するが，発達歴をたずねると「覚えていない」と答える．母子健康手帳には，何も書かれていない．

❷ 解説

　健診の場で出会う，母子健康手帳を忘れた，母子健康手帳に何も書いていないというケースから，母親が子育てや生活に困難を抱えていることの気づきにつながることがある．親は知的障害や発達障害，その他支援が必要な状態にあるかもしれない．
- 何を書いたらいいのか，なぜ書くことが大切かわからない……知的障害など
- どのように整理して書いたらいいのかわからない……発達障害など
- 親が子育てに気持ちを向けられていない……望まなかった妊娠，虐待，うつなどの精神疾患，生活困難や経済的困難など

　これらの状況が複合的に起きている場合がある．その場合，子育て支援だけでなく，家族全体の生活支援が必要となる．

❸ 聞き取り・関わり方・観察のポイント

- 母子健康手帳や健診アンケートの記載をチェックする
- 母子健康手帳や健診アンケートに書かれている文字に誤りが多く，読み取りにくい．子どもの発達や育児に関する質問項目に対する回答が実際の子どもの様子と異なっているなど，明らかなずれや疑問な点がみられる
- 母子健康手帳から，予防接種を受けさせていない，虫歯が多い，健診を受診し

ていないなどが把握されれば，ネグレクトを疑ってみる

- 最近の子どもの様子をたずねても，首を傾げるだけ，無表情など，会話のやりとりができない，あるいは，答えが要領を得ない，ちぐはぐさがみられる．同行している家族ばかりが答えている

❹ 助言（アドバイス）

- 母子健康手帳を記録することの意義，いつ・どこに持参すればよいのか，具体的にわかりやすく伝える

　　母子健康手帳交付時に，また，健診時など折りに触れて母子健康手帳は，妊娠期から学童期に至るまでの切れ目ない健康情報が蓄積されたものであり，その後も長期にわたり母子の健康や発達を支える大切な資料になることを丁寧に伝える．病院受診時，予防接種時，健診時には必ず持参するように伝える．

- 母親や家族との信頼関係をつくる．家族内のキーパーソンを把握する

　　母親に，知的障害，発達障害，精神疾患など子育てをするうえでの困難があるとわかった場合は，家族内のキーパーソンを把握する．キーパーソンも含めて家族全体に対して同じことを指導し理解を促すことが必要になる．共感的に話をする，家庭訪問を頻回に行うなどして，母親や家族との信頼関係を築く．

- 子どもへの関わり方を具体的にやってみせながら，伝えていく

　　子どもへの関わり方がわからないという親には，具体的にやってみせる．子どもができたことを褒める．子どもの可愛い姿を実感してもらう．また，親のやり方を否定しないようにして，親が子どもにうまく関われたことに対して褒める．この喜びを記録に残すように促す．

- 電子母子健康手帳の導入（今後に向けて）

　　読み書きが苦手な親にとって，情報にアクセスしやすい，記録しやすいツールとして，導入を試みている自治体もあり，今後，活用の可能性が期待される．

❺ 連携

　　親に支援が必要な場合，親子が社会資源を活用できるよう，保健・福祉・教育・医療が連携を図ることが求められる．（p50 図1 参照）

関連項目　　【親】❷❸❹

育てにくさの要因　親

❻ DV（ドメスティック・バイオレンス）を受けている

平野朋美

❶ 状況

　家の中に，力の強い家族から弱い家族に対して，恒常的に暴力がふるわれる，必要な生活費が渡されないなどの状況が存在する．暴力は，実際に殴る・蹴るといった行為だけでなく，「死ね」「おまえは，必要のない人間だ」「ろくに子育てができない」といった言葉によるものも含む．

　家庭内がこうした環境にあると，母親の顔や身体にあざや傷がついたり，おびえて落ち着きがなくなったり，約束が守られなくなるなど，子どもを「育てにくい」状況に陥る．

❷ 解説

　DVは，配偶者への暴力であると同時に，子どもにとっては児童虐待防止法に定められた心理的虐待の一つでもあり，子どもの成長の過程で心身両面に深刻な影響があると言われている．「家で暴力を受けている」という発信があった場合は，家庭が相当深刻な事態にあると心得て，必要な介入につなげていく．

　なお，「配偶者からの暴力の防止及び被害者の保護等に関する法律（配偶者暴力防止法）」は，平成25年度の改正より内縁関係や同居関係にある者からの暴力にも準用することとなっている．

❸ 聞き取り・関わり方・観察のポイント

　健診や保育所で，次のようなことがあったら，背後にDVを疑ってみる視点が大事である．

- 母親の顔や腕に，不自然なあざや傷がある．理由を聞くと「自転車で転んだ」「ぶつけた」と答えるが，何度も同じような事を繰り返す
- 連絡なく，健診をキャンセルする．約束した日に家庭を訪問しても，出てこない．通常の登園時間に，子どもが登園してこない．こうしたことが続く
- 集金の日などにお金を持ってこないことが何度もある．子どもの着てくる衣類

がいつも同じだったり，汚かったりする

- 関係のとれている保健師や保育士に対して「家でたたかれることがある」と訴える

子どもに関しては，次のような様子に注意する．

- 身長や体重が増えない
- 大きな声や物音に怯えたり，いつも表情が固い
- 他者に攻撃的，逆に言葉を発しない

このような母と子の言動に接した場合は，加害者とは離れた安全な場所を確保し，話を聴くことから始めたい．

❹ 助言（アドバイス）

DV は，関係が十分に築けていない段階では，問診で確認することは困難である．無理に聞き出すことで母親との関係が崩れてしまい，対応の方向を誤ると家庭訪問に応じなくなったり，保育所に登園させなくなったり，場合によっては，対応した保健師や保育士が父親からの攻撃対象になることもある．ひとりで解決しようとせず「何かおかしい」と感じたら，まずは信頼できる先輩や上司に相談する．

❺ 連携

配偶者暴力防止法により，DV によるけがや疾病になったものを発見したものは配偶者暴力相談支援センターまたは警察官に通報するよう努めること（努力規定）となっており，医師および医療関係職は，本人の意思を尊重しつつ，通報することができる（できる規定）．また，本人には相談先などについての情報を提供するよう努めなければならない（努力義務規定）．

平成 18 年度から，DV を受けている親を警察が保護した場合，子どもは児童虐待として児童相談所に通告される流れができている．

DV は，単独の機関で解決することはできない．福祉事務所，家庭児童相談員，女性相談センター，児童相談所，母子自立支援施設などの専門機関との連携が重要である．

関連項目 　【親】 ❸ ❽

育てにくさの要因　親

❼ 子育てが面倒だ，かわいくないと感じるときがある

宗澤忠雄

❶ 状況

　子育てに母親の不安と自信のなさが続いている．子どもの寝かせ方，おむつの当て方，抱っこの仕方，授乳から離乳食への移行など，育児の様々な課題に心配と困惑が絶えない．「うまく育てなくては」と気持ちがはやる一方で，子どもの成長・発達にふさわしい育児ができているのか自信が持てず，不安が高まる．例えば，子どもが泣いてぐずっているとき，抱いてあやしてみるが，そのことが「抱きぐせをつけてしまうのではないか」との不安を引き起こし，子どもと一緒に過ごす営みそのものを楽しいと思えなくなっている．

　このような毎日の繰り返しによって，母親には子育ての負担感が膨らみ，子育てが面倒で，子どもをかわいいと感じることができないようになってくる．最近では，ときどき，子どもに苛立ってしまう場面さえ見受けられるようになった．

❷ 解説

　現代の若い父母は，自分たちの子どもの出産以前に乳幼児と接する経験が乏しく，地域社会とのつながりのない核家族の孤立化が進んでいるため，はじめての育児に不安とストレスを抱えがちなリスクを持っている．そこで，育児の面倒さや「子どもをかわいいと思えない」状況について，原因が親（とくに母親）の未熟さにあると決めつけるのではなく，育児に前向きになりきれない多様な要因に目を配り，夫婦それぞれのあり方と夫婦関係，子どもの持つ育てにくさの特徴などの，育てにくさの諸要因に応じた支援を組み立てることが大切である．

❸ 聞き取り・関わり方・観察のポイント

- 子どもとの接し方に，目を合わせない，抱き方がぎこちないなどの不自然な点がないかどうかをチェック
- 母親が自ら育てにくさを自ら訴えてきた場合，受容の姿勢を堅持して傾聴し，育てにくさを生み出している背景と諸要因を母親と一緒に明らかにすることに

努める
- 子どものもつ育てにくさの要因（よく泣いてなだめにくい，離乳がうまく進まない，何らかの障害が疑われるなど）に応じた当面の対処法を具体的に伝える
- 父母それぞれの健康問題や雇用・生活不安に目を配り，とくに母親に抑うつ症状がないかどうかに注意する

❹ 助言（アドバイス）

　母親が「かわいくない」と語ったとき，例えば，「かわいいとは思えないのですね」と言葉を重ねてまずは相手の気持ちをしっかりと受容し，「かわいくない」と思う背後にある諸要因をともに考えていくプロセスを作ることが大切である．

　育児不安の高い親ほど自信のなさから育児相談や子育て支援サービスの活用に消極的な傾向が強いため，保健師の家庭訪問からエンパワメントを進め，支援サービスの積極的な活用につなげていく視点が必要である．育てにくさを生み出す諸要因に対応する子育て支援サービスの活用を提案すること，同年齢の子どもを育てる母親とのネットワークの中で親子の孤立をなくしていくこと，子育てに関する多彩な情報・スキル・経験等を交換し，子どもの成長・発達の喜びを共有できる母親同士や支援者との関係性を紡ぐことによって，母親としての自己肯定感と自律性をたしかなものにしていくことを目標とする．

❺ 連携

　当初は，家庭訪問または保健センターでの相談を1～2週間に1回程度の頻度で行い，2ヶ月経過した段階で母親の気持ちと母子関係に変化が見られないようであれば，小児医療機関へ紹介する．しばらくは保健センターが母子の状態を丸ごと把握したうえでケースマネジメントを担当し，医療機関との連携を確かなものとしていく．子どもへの拒否感情や攻撃性が高まって虐待事案としての対応が求められる場合には，速やかに市町村児童虐待担当課または児童相談所との連携を開始する．

関連項目　【親】❸

育てにくさの要因　親

❽ 近くに親類や相談できる友人がいない

金城和子，堀口寿広

❶ 状況

育てにくさの相談の中で身近な相談相手がいないことが明かされる．事情は様々である．
- シングルマザー
  - 未婚の出産（相手には家庭がある等），周囲に反対されての出産
  - 妊娠中・もしくは出産後に別れた（相手が出て行き所在不明），離婚した
  - 夫と死別した
- 夫（内縁関係含む）が病気
- 夫の帰りが遅い・子育てに非協力的
- 夫が勾留・拘置中，保護観察中，刑期を終えて社会復帰したばかり
- 夫が反社会的勢力の構成員である・あった
- 転居してきたばかり（被災し避難している場合を含む）
- 実家が遠方（外国人である場合を含む）
- 社宅，町内会，ママ友仲間などの集団から疎外されている

❷ 解説

周囲に SOS を出せないことで親は育てにくいという感情を強めていく．家庭は地域社会から孤立する．

その他，事情から自主的に周囲との関係を断っている例，コミュニティとの軋轢を経て孤立状態になった例がある．

わが子が育てにくいと感じたときや，健診や園などで発達について指摘されたときに助言を得られず適時の判断が困難となる．

健診や予防接種を受けていない子どもがいるかどうか，自治体が住民票にもとづく居住実態を把握できない子ども＝「所在不明児童」はいないか，虐待のほかに，DV，経済的困窮といった問題はないか，気を配る．

❸ 聞き取り・関わり方・観察のポイント

母子健康手帳，健康保険証を確認する．

子どもを直接確認できない場合は家庭訪問する．訪問時に注意すべき点を図1，2に示した．

- 「ちゃんとミルク飲んでるかな？」などと質問する．年齢に相応した発育をしているか観察する．
- 「何かお困りのことはありませんか？」と声をかける．「ない」という返答の場合も，次回の来所，訪問の約束をする．

❹ 助言（アドバイス）

話し相手や預け先として子育てサークル，家庭訪問してくれる支援者に関する情報を提供する．

家事の援助については，親が障害者手帳を有している場合の居宅介護（ホームヘルプサービス）に加えて，ひとり親家庭の援助を目的としたホームヘルプサービスの利用を提案する．

経済的困窮には生活困窮者自立支援制度の利用を，子どもが小・中学校であれば就学援助制度について学校に確認するよう勧める．外国人の場合は通訳の手配を検討する．日本の制度について周知されていないこともある．

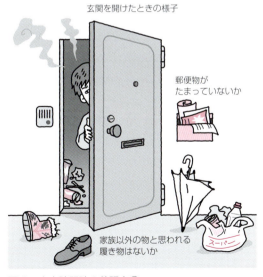

図1　家庭訪問時の着眼点①

❺ **連携**

福祉事務所や社会福祉協議会の心配ごと相談，民生児童委員などを紹介する．親の同意を得て子どもの通園・通学先と連絡を取る．

地域社会との縁が切れている家庭との間に縁をつくるきっかけである．本書の読者が自身ですべての問題に対応する必要はないが，問題を見逃さず適切な窓口へ責任を持ってつなぐ．やりとりが途切れないよう本人の意向を汲んだ手段を提示しつつ相談窓口を紹介する．

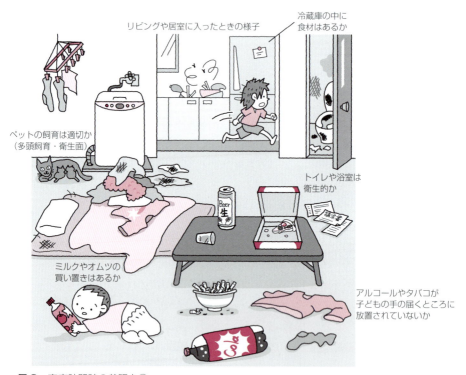

図2　家庭訪問時の着眼点②

関連項目　【環境】❷

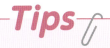

関連する法案などのHP

児童虐待の防止等に関する法律（児童虐待防止法）
http://law.e-gov.go.jp/htmldata/H12/H12HO082.html
〔電子政府の総合窓口：法令データ提供システム〕

児童福祉法
http://law.e-gov.go.jp/htmldata/S22/S22HO164.html
〔電子政府の総合窓口：法令データ提供システム〕

保育所保育指針
http://www.mhlw.go.jp/bunya/kodomo/hoiku04/pdf/hoiku04a.pdf
〔厚生労働省ホームページ〕

母子保健法
http://law.e-gov.go.jp/htmldata/S40/S40HO141.html
〔電子政府の総合窓口：法令データ提供システム〕

育てにくさの要因　親

❾ 代理人によるミュンヒハウゼン症候群 (MSBP)

平野朋美

❶ 状況

　医療機関では，子どもの発熱や嘔吐，けいれん発作を主訴に受診をくり返すので詳細な検査をするものの明確な診断がつかない，一方で母親と分離して入院させるとまったく症状が現れないという状況から気づかれることが多い．

　症状を訴えるだけでなく，実際に家族が何らかの薬（処方薬，化学薬品等）を飲ませて病気を捏造することもあれば，子どもの尿に血液（糖）を混入させて血（糖）尿として受診するなど模倣の形をとることもある．入院中は点滴や検体へ異物を混入することがある．

　また，母親が「うちの子はADHDに違いない」からと医師に処方をせまることもある．診断結果が母親の考えと異なると，考えに同調する医師を求めて，違う医療機関を転々とする（ドクターショッピング）．

❷ 解説

　代理（人による）ミュンヒハウゼン症候群（Munchausen syndrome by proxy：MSBP）とは，"親によって子どもに病的な状態が持続的に作られ，医師がその子どもに様々な検査や治療が必要であると誤診するような，巧妙な虚偽や症状の捏造によって作られる子どもの虐待の特異な形"を指す．

　すなわち，MSBPは虐待事案の特徴を表す語であり加害者の精神状態を説明し診断するための語ではない．加害者に対しては，他者に負わせる作為症（代理人による虚偽性障害）の診断を付すことがある．

　MSBPの加害者は98％が実母といわれ，母親は献身的に子どもの世話をしており，医学書で専門的な知識を得ていることもある．このため，「いいお母さん」「熱心でよくがんばっているお母さん」という印象を持つ支援者は少なくない．保健師や保育士も「お子さんがいつも熱を出して，お母さんも大変でしょう」といった声かけをしがちである．母親は専門医を頼って遠方の病院へ赴き高額な医療費も支払うため，疑いを持つスタッフが現れても「そんなことをしてなんの得があ

るのか」「あのお母さんがそんなことをするはずがない」と否定されて発覚が遅れる．作為症は保険金などの利得が明確な詐病とは区別され，背後には，子どもや医療システムを支配する満足を得ると同時に，「大変な子どもを育てる献身的な母親」を演じることで自身が注目されたいといった母親の心理メカニズムが働いている．医療者のみならず，健診や保育所・幼稚園で接する職員がこうした状況を理解していないと，支援しているつもりが，逆に本来通常の生活ができる子どもを病気にすることに荷担してしまいかねない．

❸ 聞き取り・関わり方・観察のポイント

MSBP は，不自然な検査所見や不自然な保護者（親）の態度から疑われることも多いが，虐待診療に慣れている医療機関でも診断をつけるのは極めて困難である．医科・歯科あらゆる診療科で報告されている．しかし，日常的に子どもの様子が把握できる立場の保健師や保育士が，普段の子どもの状況や保護者（親）からの訴えを見逃さないことが MSBP の診断に役立つ．

❹ 助言（アドバイス）

何より大切なのは，保健師や保育士が母親に巻き込まれて，事実を見失わないことと，正しい知識を持つことである．児童福祉法（p67 参照）第 25 条に規定された要保護児童対策地域協議会等を通して，虐待に精通した小児科医や児童精神科医，保健師，ソーシャルワーカー等と日常的に連携を図っておくと，困った時にアドバイスを受けやすい．

❺ 連携

MSBP は医療者にとっても極めて理解が困難な疾患である．このため，健診や保育所などで「何かおかしい」「これは，どう考えたらいいのだろう」と気づいたら第三者に相談するという姿勢が重要になる．

参考文献
日本子ども家庭総合研究所，編：子ども虐待対応の手引き．有斐閣 2014：297-298.

関連項目 　【親】❸

育てにくさの要因　親

❿ 依存症の傾向がある―喫煙，飲酒，携帯ゲーム，ギャンブルなど

宗澤忠雄

❶ 状況

次に示す物質・行動への依存により，子育ての遂行に支障をきたしている状況．
- 精神に作用する物質：タバコ，アルコール，シンナー等有機溶剤，違法薬物（覚せい剤，大麻，危険ドラッグ），処方薬（睡眠薬，向精神薬など）
- 嗜癖的な行動：買物，性行為，ギャンブル（パチンコ，競馬等），インターネット（オンラインゲーム）

❷ 解説

依存症の語について，本項では特定の物質や行動に頼り続けなければ日常生活を送れなくなった状態を指すものとして用いる．

依存症は妊娠前から始まっていることが多い．保健センターの母親学級に参加し，例えば，タバコやアルコールは，胎児に悪影響をもたらすと頭ではわかるようになっているのだが，嘘をついてでもやり続けるところに問題の根深さがある．

これに対し，「意志が弱い」「母親になる自覚が足りない」と本人を責め，依存症を一気に断ち切るための直面化を強いることは，逆の結果を招きやすい．「喫煙／飲酒は胎児に悪いからやめて当然」という「正論」をふりかざされると，「わかっていてもやめられない」やましさや「自分は母親として失格だ」と自己否定に追い込まれ，支援の場から姿を消すか，より巧妙に依存症を隠すことになる．

依存症の背後には，生い立ちに由来する孤立感や生きづらさがあり，それを本人の側から打ち明けて積極的に援助を求めようとはしない．問題への対処行動のパターンは，親密で信頼のある人との関係を深める中で克服しようとするものではなく，モノや自分一人の行動に依りかかる形に閉じられている．

❸ 聞き取り・関わり方・観察のポイント （⇒は連携を示す）

1. 依存の重症度
- 依存の頻度が高いもの，物質依存と行動依存が併存するもの⇒精神保健セン

ター・依存症専門外来との連携

- ある程度コントロールされた頻度の低い依存⇒依存の低減に向けた支援の実施

2．生活破綻

- 就労と生活が破たんし子育てにも支障が生じている⇒福祉事務所と連携
- 主たる生計維持者の稼働収入の不安定⇒ハローワーク
- 借金や多重債務の問題がある⇒法テラス（自己破産に向けた支援）

3．子どもの健康状態

- 未熟児・低体重児，発育・発達の遅れ⇒小児専門医療機関
- 障害のある子ども⇒療育センター
- 痣・火傷・不衛生（心身，口腔）⇒児童相談所

❹ 助言（アドバイス）

- 「すぐにやめる」ことはハードルが高く脱落につながるため，他の専門機関との連携を図りつつ，依存症問題を一緒に考えていく支援関係の継続に心を砕く
- 「もし，喫煙・飲酒・パチンコなどをやめることができたら，何が変わりますか？」と質問し，母子の生活と健康の改善・変化に向けた考えの運びを引き出す
- 「どんなことから吸わず／飲まずにはいられない気持ちになりますか？」と依存症の背景にある生きづらさに目を向けて，夫婦関係に留意しつつ一緒に考える
- 違法薬物の使用に該当する場合，保健センターで共有し然るべき手続きを取る

❺ 連携

　保健センターがケアマネジメントし，胎児問題で産科医療機関と連携する．
　乱用が頻回の場合は，すみやかに精神保健センターや依存症外来との連携を模索し，依存の程度が低いものについては保健センターで低減への支援を行いつつ，3ヶ月を目途に本人の意思に基づいた専門機関との連携に入る．子どもの健康状態と親の依存・嗜癖の両方で問題が継続している間は，連携支援のネットワークにおけるケースマネジメントを保健センターが継続することが望ましい．この両者のいずれかが支援課題から外れた場合，外部の専門機関にマネジメントを委ねる．

関連項目　【親】❽

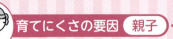
❶ 潔癖症の母と少し無頓着な息子
—片づけないのが許せない

田中恭子

❶ 状況

　子どもの発達上では，1歳半前には"ものを入れ物に入れる"という目的行動が可能になり，3歳から4歳近くになると，大人に手伝ってもらいながら出したものを元にあった場所に片づけることができるようになる．幼稚園や保育所などの社会的な集団行動場面においても，時間ごと使用したものを自ら片づけるという指導を行っており，就学前後になっても片づけない，指示をしてもきかないといった場合は，子ども自身の要因（計画性のなさ，多動性，衝動性，注意力の欠如など）も考えられる．一方で，より潔癖症でとにかくきちんとしていないと気が済まない親の場合，自分の思った通りの行動ができない子どもを無頓着と捉え，さらにきつく叱責し，子どもがさらに委縮し反応しないという現状もある．要因として，親のもつこだわりや，柔軟性の欠如，強迫観念，などがある場合も考えられる．

❷ 解説

　1歳半をすぎた幼児期には，"ないないしようね"と言いながら，"ものを入れものに入れる"という目的行動を促すような遊びを行い，"上手にできたね"とその行動がよいことであるということを理解しその行動が増えるような関わりを行う．
　また，幼児期後期には，遊びに用いる玩具は自分で持ち出し，自分で片づけるという行動を覚えていくように関わる．全部自分で片づけさせるのではなく，"ここは，○○ちゃんのお仕事，ここはお母さんがやるね"と枠組みを設定し一緒に競争しながら楽しく片づけを行うのもよい．
　就学後には，自分で片づけることが本来できるはずだが，発達上の特性をもつ子どもの場合は特に，視覚的構造化というテクニックが有効である（図1）．

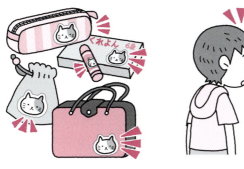
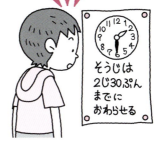

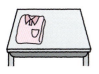
上の服をぬいでたたみ，机の上におきます

体操着の上着を着ます

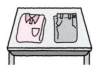
ズボンを脱いでたたみ，机の上におきます

体操着のズボンをはきます

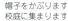

帽子をかぶります 校庭に集まります

予定と手順や場所などを明確に具体的に示す
➢ 環境の視覚的構造化
　置き場所，自分の持ち物　手順をステップ化，　終わりを明確に示す．
➢ 生活のリズムを作る．
　やることは少なめに　時間をたっぷりめに

図1　視覚的構造化の例

❸ 聞き取り・関わり方・観察のポイント

　発達に応じた，目的行動の有無，指示の入りやすさ，社会的場面での適応行動などが観察のポイントになる．また，親の潔癖レベルが，一般的な良識を越えて，強いこだわりや柔軟性のなさ，強迫的観念などに匹敵する場合は，専門機関につなげる必要がある．

❹ 助言（アドバイス）

環境調整の一つとして，前述した視覚的構造化のテクニックは有効である．

乳児期から，家庭内で玩具や絵本などをの置き場を決め，ごっこ遊びセット，組み立て遊びセット（パズルやブロックなど），など遊びの目的に応じて玩具を分類し，一つの入れ物に入れて置き場所を設定しておく，という工夫ができれば，子どもにもわかりやすく，片づけるという行動が習慣化されやすい．また，片づけるという行動には，しっかり褒めるということも重要であり，親からすると十分な片づけではなくとも，片づけようとした姿勢などやれたところまでのステップを褒めて，次なる行動に意欲を持たせることが重要である．

❺ 連携

幼児期は，園で行っている片づけの練習方法やその時の子どもの様子と大人の関わりなどを保育士などから教えてもらい，家庭内での工夫につなげることも親の葛藤や苛立ちを緩和し，子どものよい行動を増やすことにつながる．学童期に関しては，家庭内での机回りを視覚的構造化のテクニックを用いて片づけやすい環境調整を行うが，他の行動面での気がかり（忘れ物やなくしものが多い，課題など計画をたてるのが苦手など）必要に応じて発達特性のアセスメントが必要な場合は，専門機関につなげることが重要である．

関連項目　【子】❼

育てにくさの要因 親子

❷ 早産児とそれを気に病む親 ―身体がちいさい，発達がゆっくり

田中恭子

❶ 状況

　早産児では在胎期間が短いほど，修正月齢よりもさらにゆっくりとした発達を示すことが多い．しかし個々のペースで発達の伸びが認められ，正期産児との差がほとんどみられなくなることも多いが，一方では成長にしたがって学習障害（LD）や注意欠陥多動性障害（ADHD）など発達のアンバランスさがはっきりしてくる場合もある．また"早く産んでしまった"という自責の念で育児に過度不安を持ち抑うつ的になる親も存在するため，親子関係や，親の心理アセスメントを含めたフォローが必要となる．器質的疾患の除外に努めるとともに，児の発達の速度を客観的に判断し，児の発達過程への関心と養育への意欲を低下させないために配慮しなければならない．発達の特徴として大部分は3歳頃になると成長・発達とともにキャッチアップし，これまでにあった幼さが目立たなくなることが多いが，わが国における超低出生体重児予後調査では，知的障害の割合が3歳時で22.9％であったと報告されている．健診で明らかな遅れを認めなくても，保育所などでの集団生活の中で，友だちとの関わりや集団行動の難しさが明白になってきたり，こだわりが強かったりと，親が「かかわりにくさ」を感じることが多くなってくることもある．また6歳以上では学力，対人関係に関する問題が重要となり，特に低出生体重児では，学習障害・注意欠陥多動性障害は正期産児の学童に比して高率であるとされており，小学校入学後に種々の問題が生じやすい．周囲の理解や対応が十分でない場合，本来抱えている困難さとは別に，情緒や行動の問題がでてしまうこともあり（二次障害），注意が必要である．

❷ 解説

　発達状況に応じた遊びや環境（家庭，園や学校）を調整する．
　重要なことを以下に示す．
- 定期的発達アセスメントを実施し支援のニーズとプランを見直す
- 発達・育児困難などに対する具体的支援

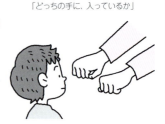

図1 関わり方のアドバイス

図中テキスト:
言葉の発達がゆっくりの子ども
どんな遊びがいい？
・模倣力をつける
　手遊び，動作模倣，音声模倣，やり取り遊び（いないいないばあなど），ごっこ遊び，あてっこ遊びなど
・感覚過敏のあるお子様
　一本ばしこちょこちょなど
・絵のマッチング（指差しが難しい場合は，同じ絵カードを重ね合わせる）
・無理に発語強制はせず理解言語を増やすことが大切
・多動性があり集中力の続かないお子様には
　・目と手の協調性を促す課題
　・時間設定で終わりの時間を具体的に示す
　　×：あともう少し頑張ろう
　　○：このページのここまで終わらせよう．
「どっちの手に，入っているか」

- 地域（療育や園や学校）との連携

家庭内でできることとして，対人コミュニケーションを促す遊びのアドバイス（図1）や，指示の入りにくい子どもに対しては，子どもの行動を3つにわけ，"褒める，関心を寄せない，叱る（自他危害のある行動の場合のみ）" とメリハリある対応を行うとよい．

❸ 聞き取り・関わり方・観察のポイント

"小さく産んでしまった" ということに自責の念が生じやすいと言われるハイリスク児の親が，自分の子どもに何らかの発達の遅れがあることを認めることは，さらなる葛藤，抑うつや不安を強くさせることがある．様々な立場の人と一緒に子どもの成長を見守り，その子にあった関わりを継続して行っていくことで発達が伸びていく可能性があること，必要に応じては療育などの専門的支援を受けることは，家族が子どもとのかかわりのコツを身につけ，楽しく子育てに取り組めるように援助することが目的となっていくことを根気よく伝えていく．また，SGA（small for gestational age）で低身長がある場合は，成長ホルモン治療の適応があることを念頭に置き，必要に応じて専門機関につなげていく．

❹ 助言（アドバイス）

・ 保護者（親）の抱える育児への不安や子どもの発達に関する心配事への対応は，小児医療に関わるスタッフにとって必須である．しかし医学のみで解決可能な内容ではない場合も多く，多職種，多機関との連携を要する状況も多い．ハイリスクといわれる子どもとその家族が孤立しないよう，切れ目のない支援・介入を行う調整を私たちは心掛けていく必要がある．

・ 日常生活の細かな様子（対大人との関係，同年代の子どもとの関係，集団場面での適応，学習の取得状況など）を確認しながら，本人の苦手さ，得意なことを両親と話し合い，本人の成長を考えての一番よい対応の在り方を考えていく必要がある．

・ 幼少期に発達の遅れやアンバランスさが認められる場合，養育上の困難さや不安を強くさせやすいため，家族の児の発達の状況の受け入れを見極めつつ，早い段階で地域の療育サービスなどの支援を利用することを推奨することが望ましい．

❺ 連携

　社会的資源の活用として，保健センター，療育センター，保育所，幼稚園などでの専門家の巡回相談，その他地域の自主的活動でグループ指導がなされている場合もあり，必要に応じて紹介を行う．

関連項目　【子】❶❻

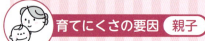

❸ 仕事がしたい母親と甘えたい娘—自分を見て見てとせがむが，母親は自分の時間が欲しい

田中笑子，安梅勅江

❶ 状況

親であること以外にも役割を持ち，生活している多くの保護者（親）にとって，育児以外の時間も重要なものである．限られた時間の中で，子どもからの要求と保護者の思いがかみ合わない場合，親子の関係性にも葛藤が生じやすい．例えば，保育所の送迎場面で4歳の女児がいつも極端に駄々をこね，母親が逆上する場合があり，保育士から相談を受けた．

❷ 解説

女児の行動の背景には，愛され，甘えたいという自然な欲求，相手の関心を自分に向けたい気持ちがあると考えられる．保護者（親）に余裕がない場合，子どもの行動を「わがまま」と感じ，否定的に怒ってしまうなど，悪循環に陥りやすい．子ども側は，自分から働きかける「主体性」がみられる一方，早く帰りたい母親への「共感性」や，場面に応じた振る舞いをする「自己制御」が発揮されず，親子の関係性における調和が崩れている．子どもと過ごす時間の長さではなく，互いの思いがポジティブにかみ合う質の高いかかわりは，子どもの社会性を育み，保護者の肯定的な育児意識を育む．適切なかかわりへの支援が必要である．

❸ 聞き取り・関わり方・観察のポイント

親子のかかわりを客観的に評価する指標[1]や，親子を取り巻く環境，子どもの社会性や気になる行動の有無について，情報を収集，整理する．親子のかかわりを中心に，強みや困難感に注目することで，当事者に寄り添いながら，親のかかわる力を引き出すよう支援する．

- 親子のかかわり
- 子どもの心身の状態（社会性，気になる行動など）
- 養育者の心身の状態（ストレス・抑うつ・体調・服装や言動の変化など）
- 家族や近隣との関係性（養育者へのサポートなど）

❹ 助言（アドバイス）

　親子の調和の取れた関係性の形成には，子どもに対してやさしい言葉をかける，子どものいらだちをうまく受け止める形で対応する，否定的な言葉や乱暴な態度を避けるなど，子どもの主体性や共感性，情緒的な発達などに配慮した行動が重要な役割を果たす．保護者（親）が子どものニーズを理解し，適切な応答ができるよう支援することが大切である．具体的には，保護者（親）の困難感に寄り添う，良い関わり方のモデルやタイミングを示す，トラブルになりやすい場面ではあらかじめ対応を決めておく，良いかかわりを褒めるなどである．

　保護者（親）も一人の人間として，褒められたい，認められたいという「承認欲求」（p25参照）があり，加えて，現代の保護者（親）の多くは，仕事や趣味を通じた「自己実現」を目指す教育を受けて育った世代[2]である．仕事を通じて「承認欲求」や「自己実現欲求」が満たされる一方で，子どもの「わがまま」に振り回され，「育児のために自分の時間がとれない」と強く感じる状態は，育児不安や育児困難感，子どもに対する拒否感など，ストレスを高め，親子間に葛藤を生じさせる．場合によっては，子どもを置いて外出する，子どもをたたいてしまうなど不適切なかかわりが深刻化することも懸念されるため，親子の関わりと保護者の抱える困難感への支援が重要である．

❺ 連携

　担任にとどまらず職員間で情報を共有し，継続的に見守り支援する．また，家族や地域との連携が重要であり，家族からの支援，園以外の子育て支援が得られるよう，家族への声かけや地域の子育て支援情報の提供などを自然な形で行う．親子のかかわりに改善がみられない，あるいは子どもや養育者の精神的，身体的，社会的状況に懸念がみられる場合は，保健センターや医療機関，児童相談所などと連携をとり，早期対応につなげる．

文献
1) 安梅勅江：気になる子どもの早期発見・早期支援—「かかわり指標」を活用した根拠に基づく子育て・子育ち支援に向けて．日本小児医事出版社：2009.
2) 原田正文：子育ての変貌と次世代育成支援．名古屋大学出版会：2006.

関連項目　【親】❼

育てにくさの要因 親子

❹ 食事の所作が気になる父親と，うるさく言うなと反発する息子—父親の育った環境が大きい

酒井初恵，安梅勅江

❶ 状況

幼児期後半は基本的生活がほぼ自立する反面，雑に済ませようとすることがある．例えば食事の場面では，友だちとの会話や早く遊びたいといった思いなどから，マナーがおろそかになる場面が見られる．

❷ 解説

生活習慣，ことに食事に関して親自身がうけたしつけやそれにより作られた価値観が子育てに大きく影響する．子どもが将来困らないように，子どものためと思う行動である．両親それぞれの考えをよく聞き，思いを受け止めながら，子どもの育ちや関わりについて親自身が気づくような支援を根気強く行うことが必要となる．

父親が息子の姿を知り，息子が父の思いに気づく支援として，食事以外の場面で，親子がふれあう機会を多く持つことが求められる．

❸ 聞き取り・関わり方・観察のポイント

年齢相応の育ちであることを確認する．今後の親子関係が良好になるよう支援する．父親の思いを十分聞き，家族の関係性に十分配慮しながら，継続して関わることが求められる．

- 食事をはじめとするしつけに関し，父親の考えを十分聞く．
- つねに中立の立場で，母親と父親の話を聞くように心がける．
- 子どもに発達上の課題はないか観察する．
- 食事に関する子どもの身体機能（咀しゃく，嚥下，手先の器用さなど）を確認する
- 会話の中から食事環境を把握し，整える（食べる場所，テレビ，テーブルと椅子，食器，食具）必要であれば家庭訪問し，具体的な支援を行う．

❹ 助言（アドバイス）

・ 保育所（集団）での食事の仕方と家庭での様子に差はあるか把握する．あれば
なにが違うのか明らかにする．父親だけの問題なのか慎重に確認し，食事以外
の親子関係についても把握することが必要である．

・ 子どもには発達上課題はないか評価する．遊びの中で食事に必要な技能が身に
つく保育の工夫が必要となる．

・ 子ども自身に育てにくい要素はないか，極端な好き嫌いや食事量の少なさなど
はないかを把握する．

・ 献立（食材，調理法，量等）は子どもが食べやすいか，家庭の環境（テレビ・
テーブル，椅子，食器，食具）など，環境からの援助が必要となる．

食事と親子の問題は，短期間で効果が表れないことが多い．親子で楽しく関わ
る経験を積むことがお互いの信頼関係を深め，一つのきっかけで好転することが
ある．子どもと親を多面的に把握すること，それぞれの考えや思いを受け止める
立ち位置が支援者に求められる．思春期に向け，親子の関係性は長い目で根気よ
く支援していく必要がある．

❺ 連携

子どもに発達上の課題が見つかれば，専門機関との連携を考える．

6ヶ月後に父親に変化がみられず，家庭での状況が改善されない場合は，地域
の保健師などと連携し，見守りを継続する．

改善が見られない場合，小学校との就学前連絡会で伝えたり保育所保育要録に
記入したりし，食事や親子の関係性および保育所の支援内容を小学校と共有する．

> 関連項目　【親子】❶

育てにくさの要因 親子

❺ 努力しないことが許せない母親と努力が嫌いな息子

根本芳子

❶ 状況

1歳半健診，3歳児健診での発達面の遅れはなかったが，母親から見ると，息子の性格が臆病で新しいことに挑戦することができない．自分ができないと思うと初めからあきらめて努力をしないことが許せない．園では，他の園児は上り棒を楽しんでしているのに，怖がって練習をしようとしない．自転車も補助なしで乗れるよう練習させようとしても，絶対しないと言う．頑張ればできることを最初から拒否する息子を，母親はじれったく思い，許せない．

もともとおっとりしていて，人に何か言われても何も言い返せないタイプで，競争心もなく，マイペースである．

❷ 解説

要因として，子どもに自信がないことが考えられる．また，失敗したときに，怒られるかもしれないという不安があるのかもしれない．性格的にも負けず嫌いではないので，他の子ができて，自分ができなくてもくやしいとは思わない．

子どもの不得意なことやできないことを努力させるのではなく，得意なことをみつけて，それができたらその成果を褒めてあげ，まずは自信を持たせていくことが大切である．嫌々ながらしても，その活動をますます嫌になったり，失敗するのではという不安ばかり大きくなるので，楽しくできること見つけてあげる．また，目標が高すぎると上手くいきそうなイメージを持ちにくく，最初からできそうもないという否定的なイメージを持ってやる気を失ってしまう．子どものできそうなところからスモールステップでその子に合った目標を設定し，その目標が達成でき自信を持ったら，少しずつ目標を上げていく．親は目標が達成されると，さらにその上の目標に向かってすぐにまた努力させようとすることがある．そうすると，いつまでたっても子どもは達成感が得られず，疲れて努力することをやめてしまう．状況を見ながらゆっくりと関わっていくことが大切である．きょうだいがいる場合は，他のきょうだいと比較しないで，その子自身の力を認

めてあげた方が自信がつきやすい．モチベーションを上げるために，頑張ったら一緒にトランプをする，好きなおやつを作ってあげるなどのごほうびを与えることを約束するのもよい．

親が努力してほしいことと，子どもが努力していることが食い違っていると，子どもの努力に気づかないことがある．子どもなりの知恵で工夫し，努力した部分を見つけてあげるとよいであろう．うまく結果がでないときも，できなかった部分を叱るのではなく，少しでも頑張った部分を前向きに評価してあげる．

❸ 聞き取り・関わり方・観察のポイント

子どもがすべてのことにおいて努力していないわけではなく，努力していることでもまわりからみると当たり前と思って見逃していることがある．他の子どもたちと比較するのではなく，以前と比べてできるようになったことは何かを観察し，親にもそれを伝える．また，自宅でも子どもができるようになったことや成長した部分は何かないかを親にも聞いてみて，たとえささいなことでも子どもが努力したことを親に気づいてもらう．

❹ 助言（アドバイス）

子どもの行動の中で，できたことを当たり前と思わずに，ささいなことでも頑張ったことを褒めてあげること．子どもが自信を持っていることや好きなことを探し出し，伸ばしてあげること．親には，今までできなかったことでできるようになったことを，頑張って努力したからできるようになったことや子どもの長所も伝えていく．

❺ 連携

変化がみられない場合は，専門的な相談を受け，具体的な母子の関わり方のアドバイスをもらう．

関連項目　【親子】❼

育てにくさの要因　親子

❻ 攻撃性の強い母親と言い返せない子

根本芳子

❶ 状況

　母親はいつもイライラしていて，子どものちょっとした失敗も許すことができず，子どもがうまく行動できないと，「だからいったじゃない」，「だめじゃない」，「なにやってるの」というような攻撃的な言葉を強い口調で言いながら叱る．時には，手が出ることもある．子どもは，そんな母親が怖くて，言いたいことがあっても言い返すことができず，泣きながら謝るが，泣くと「泣くんじゃないの」と言われ，また叱られることが繰り返される．

❷ 解説

　母親が叱るたびに，子どもは萎縮していく．そして，「自分はおかあさんを怒らせるダメな人間だ」，「自分なんかいなければいいんだ」と自分を否定するようになり，自己肯定感がどんどん低くなっていく．攻撃性の強い母親は，子どものダメな部分にばかり目が行き，子どもを褒めることはしないことが多い．子どもはつねに，母親の顔色を見ながらビクビクして緊張をしている．そして，母親に嫌われないように，だんだん，自分の意見は言わなくなってくる．母親の期待に応えられるようないい子になろうと努力をする．本来であれば，思いっきり母親に甘えたいのに，甘えることもできなくなってくる．

　子どもはたとえそれがささいな言葉でも，親の攻撃的な言葉は覚えていて，心に傷となって残っていく．幼い時から恐怖にさらされていると，つねに不安定な気持ちを持ち続けてしまう．やがて自分が愛されていないと思うようになり，自分を肯定することができないだけでなく，他の人を肯定する心も育たず，他の人に対する包容力や寛容な心も育ちにくくなる．

　母親の攻撃性が強くなる要因としては，自分の思い通りに子どもを動かしたいにも関わらず，子どもがその通りに動かないことや，自分自身が疲れていて，イライラして子どもに八つ当たりをしていることなどが考えられる．

❸ 聞き取り・関わり方・観察のポイント

1．子どもの観察

家で母親に攻撃をされて何も言い返せず我慢をしている子どもは，そのストレスが外に向かうことがある．保育所，幼稚園や小学校で，他児に攻撃性が強い場合は，ただ叱るのではなく，家で自分を出すことができずにストレスがたまっているのではないかと疑ってみる．そして，そのようなことをしてしまった理由を優しく聞いてあげることが必要である．また，家で母親に褒められることがないかもしれないので，できたことを褒めてあげ，子どものことを大切に思っていることを伝える．

母親への甘えが満たされない分，先生への甘えが強い場合もあるので，必要に応じて母子関係がうまくいっているかどうか様子を注意して見てみる．

2．母親への問診

自宅での子どもの様子を聞く．母親自身もストレスが溜まっている場合があるので，母親を一方的に攻めて，アドバイスをするのではなく，本人の長所や頑張っているところを伝えていく．発達障害児など本当に育てにくい子の場合もあるので，発達面も確認し，その場合は子育ての大変さを具体的に聞いて，必要に応じて専門機関での相談を勧める．

❹ 助言（アドバイス）

保育所，幼稚園や小学校で子どもが他児に攻撃性が強くて，その理由を聞き出そうとしても，子どもは言えないことがある．その場合は，子どもの背後にある気持ちをくみ取り，無理に聞き出そうとせずに，落ち着いた空間で一緒にゆったりと過ごす．

親の話をじっくり聞き，たまっているストレスを受け止める．

❺ 連携

子どもの発達面に問題がありそうな場合は，専門の医療機関を紹介する．

母親に精神的問題がありそうな場合は（うつ病など），母親自身が専門的な相談を受けることを勧める．

関連項目 【親子】❼ ⓭

育てにくさの要因　親子

❼ 理想を捨てようとしない親とちょっと出来の悪い子

根本芳子

❶ 状況

親は，子どもの才能を伸ばそうといろいろ習わせ，将来はこうなってほしいという理想を持っている．ところが，子どものほうはなかなか親の期待に応えることはできず，何をさせても親の思う通りの結果を出さない．そのせいで，親はイライラし，子どもを叱ることが多くなっている．

❷ 解説

親は自分が達成できなかったことを子どもに託し，自分の人生をもう一度夢みることがある．そして，いつのまにか子どもを支配し，本来，親と子どもは別の人間であることを忘れてしまう．自分の思い通りになってほしいという気持ちが強くなると，子ども自身の気持ちや特性が見えづらくなる．それは，親自身が自分の人生に満足していないからかもしれない．子どもの意志は無視されてしまい，親の思い通りの結果がでないと，子どもは叱られることが多くなり，達成感が得られず，伸びるところも伸びず，自信がなくなってしまう．自分の好きでもないことをさせられるのは子どもも辛いはずである．それでも，毎日親の決めた予定をこなさなければならず，だんだん疲れてやる気も無くなってしまい，親の理想とはますますかけ離れていく．

本来，すべてのことにたけている子どもはそうそうにはいない．逆にちょっと出来の悪い子どもでも，何かしら得意なことはあるはずである．その子どもの持っている宝物を見つけて伸ばしてあげるのが親の役目である．親の理想とは違っても，子どもの得意なことや好きなことを伸ばしてあげると，その子の自信となり，それが他の事への意欲にもつながっていく．親が子どもの人生のレールを敷くのではなく，子どもの可能性を伸ばしてあげ，育っていくのをゆっくり見守ることが大切である．

また，親は子どもを評価するときに，他の子どもと比較することが多い．その結果，自分の子どもの出来の悪いところばかり目につきやすくなり，それを指摘

して直そうとし，子どもは追い詰められ，自信を失ってしまう．子どもを評価するときは，他の子どもと比較したり，親自身の理想の目標と比較したりすることに重きをおかず，その子がどれだけ成長したか，努力の成果が上がったか，その子どもの目線に合わせて見ていくほうが良い．

❸ 聞き取り・関わり方・観察のポイント

1. 子どもの観察

子どもが，元気がないか，疲れていて自信を失っていないかを観察する．発達面で遅れがないかを観察する．

2. 親への問診

親は，自分の子どもが，出来が悪いと思っていると，子どもの短所ばかりが目につき，周辺にも不満をもらすことが多い．聞く側は，それに同調するのではなく，幼稚園や保育所，小学校でのその子どもの長所を伝えていき，母親に気づいてもらうことが必要である．

子どもが疲れていたり，自信を失っているようであれば，家での一日の過ごし方を聞いてみる．また，習い事についても，子どもが喜んでしていることかを聞いてみる．

発達がゆっくりの子どもの可能性もあるので，発達面で気になることはないかも確認する．

❹ 助言（アドバイス）

子どものちょっとしたプラスの行動を見逃さず，自信をもたせるような言葉かけを本人にしていく．

親に，子どもの伸びてほしいところやできるようになってほしいところを具体的に聞き，その目標に向かって，保育所，幼稚園や小学校でできるところを協力していく．

❺ 連携

発達面の遅れが気になるようであれば，専門機関に相談をして検査をしてもらう．

関連項目　【親】❹

育てにくさの要因 親子

❽ 頼りない親と立派な子

柳楽明子

❶ 状況

経済的な事情であれ，メンタル面の問題であれ，親の側に何らかの弱さがあり，子どもが親に十分に安心感を感じ，親を頼りながら成長することができないとき，そのような家庭の状況は子どもの心理的成長にいくらかの影響を与える．

❷ 解説

健やかに育つためには逆境といえる家庭の状況でも，子どもがその少ない資源から工夫して新しいものを創造する知恵を持っていたり，ストレスや欲求をコントロールする力を身につけることができるときには，家庭環境の中で身につけた力がその後の人生を豊かにするケースもあり，親の弱さが子どもの心理的成長にとっていつもマイナスとなるわけではない．問題となるのは，子どもが自分のストレスや欲求を「ないもの」として封印し，親の弱さをカバーするために過剰に無理をしてがんばろうとする場合である．そのようなときは，「ないもの」として封印された感情が，体の症状もしくは行動上の乱れとして現れるなど，別の形で問題化していく．心理学の分野では，このような子どもの状態を「過剰適応」（p116 参照）という言葉で表すことがある．

❸ 聞き取り・関わり方・観察のポイント

「過剰適応」の状態にある子どもは一見非常に「良い子」である．親や周囲を困らせる行動はとらず，むしろ大人が求めていることを自分から汲み取り，適応的に動くことがある．しかし家庭内での「良い子」が，原因不明の長引く体の症状を示している場合や，家庭の外で行動上の問題が止まらない場合，それは封印されている感情が外側に向かって示している SOS のサインである場合がある．子どもの症状や行動の問題について，「どうして？」と説明がつきにくい場合にこそ，問題の背景にある養育環境や子どもの感情に目を配ることが求められる．

・親の側に何らかの弱さがあることで，子どもが過剰にがんばってしまう状況が

見受けられるときは，問題と思われる親子関係について親に説明し，親に子どもの感情に気づいてもらい，子どもが今まで封印していた感情を親子関係の中で少しずつ出せるように促せると一番よい.

- しかしそもそも親の側の弱さが子どもの過剰適応を促進しているため，親が子どもの感情に気づき，受け止めるだけの心理的な余裕を持っていない場合も多い. そのようなときは周囲の支援者がそっと子どもに寄り添い，「抑え込んでいる感情があるのではと気にかけているよ」というメッセージを伝えること，また子どもが安心して伸び伸びと感情を表現できる安全な場所を提供していくことが，子どもの健やかな心身の健康のために大きな助けになる.

❹ 助言（アドバイス）

　子どもがとても長い期間強く感情を封印してきた場合，その感情をスムーズに引き出し受け止めることは容易ではなく，十分な時間が必要になることがある. 無理に引き出そうとせずに，安心して感情を出せる環境を整えて，ゆっくり見守る支援者側の余裕のある態度も大切である. また，言葉でのやりとりばかりではなく，子どもが自発的に行う描画や遊びを通して関わることも，子どもにとって内面に踏み込まれるような心理的負担が少なく，安全に自然な感情表出を促すことができる.

❺ 連携

　過剰適応の状態にある子どもに対して，支援的な介入を行うことは容易ではないことが多い. 子どもが自分の困難さを自覚して，周囲に支援を求めることが少ないからである.

　介入のためには，支援者との相性や支援のタイミングのような偶発的な要素が奏功することもある. 支援のキーパーソンは必ずしも医療機関や心理相談機関でなくてもよく，子どもの日常生活にさりげなく存在する大人でかまわない. 子どもにとって必要なタイミングでそばにいて，心を開くことができる信頼できる大人が，子どもの気持ちに寄り添っていくことが大事である. 支援機関同士が連携を取り合い，子どもの生活状況についての情報を共有しながら，子どもを見守ることが重要である.

関連項目　【親】❷

育てにくさの要因 親子

❾ 子どものためにと自己犠牲を払う親とそれを嫌がる子

柳楽明子

❶ 状況

　多くの親は子どもの幸せを願い，健やかな成長のためにできるかぎりのサポートをしようとする．特に子どもが低年齢のうちは，親のサポートは子どもの心身の育ちに必要不可欠なものである．しかし子どもの年齢が上がるにつれて，親が子どもをサポートするあり方にも変化が求められる．思春期に入っても親のサポートの量が多すぎる場合，また子どもへの干渉の度合いが強すぎる場合，親のサポートがむしろ子どもにとっての心理的負担となり，健やかな心理的成長を阻んでしまう場合がある．

　親のサポートが強すぎる場合の一例として，親が過剰な自己犠牲をはらって子どもをサポートしてしまう場合がある．たとえば親が時間的に，または経済的に，自分よりもまっさきに子どもを優先して行動し，それによって親に何らかの不利益が生じても無理をして我慢するのが当然と考える場合，それは親が意識しているかどうかにかかわらず「親の自己犠牲」の要素となる．「親の自己犠牲」は子どもが低年齢のうちは育児上やむを得ない場合もある．しかし子どもの年齢が上がればいつまでも子どもが小さいころと同様の自己犠牲を親は払うべきではなく，そのバランスを考えていく必要がある．

❷ 解説

　心理学者のエリクソンは子どもの心の成長について，年齢ごとの心理的課題をまとめた．子どもは，乳児期ではあたたかい親子関係の中で周囲への信頼感を育むこと，幼児期では親からのしつけを通して情緒的コントロールの力を身に付けること，児童期，学童期では自発的に活動し，その中で有能感を得ていくことなどが心の成長のための課題として指摘されている．思春期になると，それまでに身に付けた力を基礎として，子どもが親から心理的に自立し，自分の判断を持って外に向けて自分の道を進みはじめることが重要になると指摘されている．

　思春期の子どもの心の健やかな成長のためには，子どもが誰かに守られすぎた

り，干渉されすぎることなく，「自分とは何者か」，「自分は何をやりたいか」を自分自身で考え，自分の力で社会経験を積むことが必要になる．そのため親は，適度な心理的距離をとって見守り，子どもの成長を応援できることが望ましい．しかし親が子どものためにと「親の自己犠牲」を続けてしまうとき，それは子どもの思春期の心理的自立を阻んでしまうことがある．

❸ 聞き取り・関わり方・観察のポイント

もし子どもが親からのサポートを嫌がる，もしくは負担に感じている様子がある場合，親は自分のサポートの内容や程度が子どもの年齢にあったものか，「親の自己犠牲」の度合いが子どもの年齢や生活上の必要度にあった程度で行われているかを考える必要がある．また，子どもを思ってのサポートのつもりだが，その見返りを子どもに求める気持ちがないかについても，親は考えてみることが必要である．

❹ 助言（アドバイス）

- 支援者は，親自身の子どもに対する思いを聴き取りながら，子どもとの適切な心理的距離の程度と，その程度に合ったサポートの度合いについて，親の気づきを促す声かけができるとよい．
- 親の気づきを促すことが難しい場合は，子どもへのアプローチを行う．子どもが親子関係において感じている心理的負担を自覚できるように支援し，子どものほうから親と心理的距離をとれるように意識的に行動するよう促すことを支援できるとよい．

❺ 連携

子どものために過剰な自己犠牲を払う親は，自分の親子関係や現在の家族との関係に不全感を抱えていることがある．親自身の心理的な問題が大きく，また親自身がその問題性に気づいて解決を望むときには，親自身の相談機関や医療機関の紹介ができるとよい．

参考文献
鑪 幹八郎：アイデンティティの心理学．講談社，1990.

関連項目 【親子】❶❹

育てにくさの要因 親子

❿ 子どものためにと習い事を強いる親と拒否する子

田中恭子

❶ 状況

　親がよかれと思って始めた習い事や学習塾に，子どもが嫌がって行こうとせず，親が強く叱責したり，子どもに通うことを強制する状況．このような状況で，つい親は"子どものために通わせているのに"とか，"さぼってばかりでやる気がない"と決めつけてしまいがちだが，拒否する子どもにはきちんとした理由があることがほとんどである．その理由を無視して親の考えを強制していると，子どもの自立に影響するので，適切なガイダンスが必要である．

❷ 解説

　なぜ子どもが行きたくないのか，なぜ行けないのか，何に困っているのか，時間をかけて話を聞いてみることが必要である．その際に，子どもは言葉の発達が十分でないため，頭で感じていることを言葉で十分表現できないこともあるので，回答を焦らせたり，出てきた言葉を否定しないよう注意が必要である．要因として考えられることとして，もともと自分がやりたいものではなかったのに強制的にやらされた，その子の苦手なものである，指導がその子のペースに合わない，指導する先生との相性，習い事場面における対人関係，発表会などが企画され過度の緊張があり失敗を恐れているなどがあげられる．一方で，児童期以降の場合には抑うつなどの精神症状の一つである可能性もあり，他にも楽しめていたことが楽しめず生活全般に意欲の低下がみられる，などの場合は専門機関の受診を勧める．

　その子なりの理由を聞きながら，子どもがどうしたいのか，自分自身で決めていくステップを支援することが望ましい．理由次第では，小休止を入れる，回数を減らして様子をみる，などの対応を行うのも有効かもしれない．対人関係などが要因の場合は，習い事先の指導者との連携も必要である．

❸ 聞き取り・関わり方・観察のポイント

子ども自身が何に困っているのか，習い事に対する拒否や恐怖心など，なるべく自身の言葉で語るというステップが重要である．そのステップを踏まず，親の考えから行動を強制し続けることは，子どもの自尊感情や自立に影響を及ぼす．

❹ 助言（アドバイス）

なかなか子ども自身が自己決定できない場合は，親が選択肢（選択肢が多いと決められないこともあり，幼児期には 2 つ程度，児童期以降には 3 つか 4 つ程度の選択肢が好ましい）を，提案し，子ども自身が選択するという手順を踏むのも有効である．また，自己決定し行動に移せた場合は，然るべく評価（そのステップを褒める）し，自分に自信が持てるような言葉がけが必要である．褒め方の工夫を**表 1** に示す．

子どもには子どもの権利があり，その意思表明を促し，自己決定を支えていくことは，大人の責務でもある．

表 1　褒めるコツ

- ・ 心を込めて直接褒める
- ・ 具体的な内容で褒める
- ・ タイミングを逃さず褒める
- ・ 結果だけでなくプロセスも褒める
- ・ 第 3 者を通じて間接的に褒める
- ・ 手紙・メール・電話で褒める
- ・ 当たり前のことで継続していることを褒める

❺ 連携

習い事場面での子どもの様子など，関わるスタッフに聞いたり，表出された子どもの意思をスタッフにも伝え，子ども自身が義務ではなく楽しく意欲的に通える環境調整を共に検討してもらう．歩み寄りも場合によっては検討する．

関連項目　【親】❹　【親子】⓫

育てにくさの要因 親子

⓫ 子どものためにと習い事を強いる親とそれを拒否できない子

渡辺多恵子，安梅勅江

❶ 状況

　幼児教室，英会話，ピアノ，そろばん，水泳，サッカーなど，幼児期の子どもを対象にした習い事は数多くあり，複数の習い事に通う子どもが多くみられる．両親は，「自分が子どもの頃にやりたかったけれどできなかったことや，子どもの頃にやってよかったこと，育児書やインターネット上で『おすすめ』とされているものなどから，夫婦で相談をして子どもに合っていそうなものを選んで習わせている．少し多いかなと思っても，子どもにとくに嫌がっている様子がなければ，いろいろ体験させるだろう．

　しかし，子どもの負担が大きくなりすぎて，元気がなくなったり，友だちと遊ばずひとりでいたり，パチパチと瞬きを繰り返したりなどの様子が見られるようになることが少なくない．

❷ 解説

　親が子どもに習い事をさせるのは，「自分ができなかったことを子どもに託したい」という思いや「子どもに対する期待」が考えられるが，「可能性を見つけて伸ばしてあげたい」「少しでも子どもの将来に役立つスキルを身につけさせたい」という，子どもを思う親心であると考える．子どもが抵抗することなく通っていれば，両親には「強いている」という意識はない．このような親子は，子どもが親に従う（親が子どもを支配する）という関係性が，これまでの子育ての中で構築され，「子どもの社会的スキル*1」を構成する要因の一つである「自己抑制*2」が発達した子どもに育っていることが考えられる．しかし，子どもの社会的スキルは「自己抑制」に「自己表現*3」「協調*4」を加えた3因子で構成されることがわかっている[1]．そして，発達初期における社会的スキル獲得の失敗は，後の問題行動や学校不適応などにつながる可能性[1,2]が否定できない．孤立やチック

---

*1 集団の中で，他者との関係を円滑にすすめ，その集団に適応してきくための能力．
*2 自分の欲求や要求を抑えた上で振舞う行動．

症状が見られ始めていることからも，注意深く子どもを観察し，両親と子どもの状況を共有し，支援を展開していくことが求められる.

❸ 聞き取り・関わり方・観察のポイント

両親を決して否定せず，子どもの発育発達の状況，心身の健康，気になる行動などをバランス良く観察し，その状況を両親と共有していくことが求められる.
- 子どもの発達（社会的スキル，一般発達など）
- 身長，体重の変化
- 友達との関係性（集団の中での様子）
- ストレス，チック症状など，心身の状態など

❹ 助言（アドバイス）

習い事は，思わぬ才能を開花させたり，「昔とった杵柄」という諺があるように，そのスキルが将来に役立つ可能性を秘めている. しかし，習い事が強いストレッサーとなってしまうことや，発達のバランスを歪めてしまうことも否定できない. 特に，自分の意思を伝えることが不得意な子どもについては，子どものサインを見逃さないよう注意深く観察し，バランスの良い発達を促す関わりや，その子にぴったりあった習い事を見極めていくことが求められる.

❺ 連携

地域の保健センター（これまでの発育発達の状況など）や習い事の先生（現在の教室での子どもの様子など）とともに，両親と子どもの状況を共有し，子どもへの関わりを一緒に考えていくことが期待される.

文献
1) 高橋雄介, 他：就学前児の社会的スキル―コホート研究による因子構造の安定性と予測的妥当性の検討―. 教育心理学研究；56：81-92，2008.
2) 篠原亮次, 他：就学前児社会スキル尺度と広汎性発達障害（PDD）との関連，厚生の指標；56（15）：20-25，2009.

関連項目　【子】❼ ⓭ ⓮ ⓱　【親】❷　【親子】❺～❼ ⓾ ⑪ ⓭～⓯　【環境】⓰

*³自分自身や意思を説明，表現する行動.
*⁴仲間や大人に対する共感的な行動.

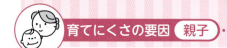

育てにくさの要因　親子

⑫ 父親の愚痴を聞かせる母親と それに同調する息子

柳楽明子

❶ 状況

夫婦間の不満は，程度の差こそあれどの家庭でも存在するものである．しかしそのことを夫婦の間だけで扱うことができず，夫婦間の不満についての愚痴を子どもに聞かせるかたちで，親が夫婦の問題に子どもを巻き込んでしまうことがあり，そのことが子どもの心理的成長に影響を与えてしまうことがある．

❷ 解説

まだ自分の独立した価値観ができあがっていない子どもにとって，家庭における母親の存在は大きい．母親が傷ついていたり悲しんでいれば，母親の味方となり力づけたいと感じることは，子どもの通常の感覚といえる．

特に「母親と息子」の関係性は，「母親と娘」の関係性よりも強い結びつきになりやすいと言われ，その関係性に注意を払うことは大切である．精神科医のフロイトは，母親と息子の間の無意識の心理的作用について，ギリシャ神話のエディプス王の悲劇の話をもとに「エディプス・コンプレックス」という名前で紹介した．

エディプス王の物語とは次のようなものである．神託によって，父親を殺して母親と結婚するだろうと予言されたエディプスは，父親からおそれられ，赤ん坊のときから両親と離れた場所で成長することになる．しかし成人すると偶然の成り行きにより，父親とは知らずに父親を殺してしまい，また母親を妻にしてしまい，予言どおりの運命をたどることになってしまう．後に事実を知ったエディプスは自分の運命を呪い，自らの両目をつぶしてしまうという悲劇の物語である．

心理学では神話は普遍的な人間のテーマを象徴的に表すものと考えられており，エディプス王の物語も，父，母，息子の関係性のテーマとして現代に通じる物語と考えると意味深い．男の子が母親と強く結びつきたいという欲求と，父親を敵対視する衝動を無意識に持っていること，またそのことが悲劇的な結果へつながるかもしれないことを神話から感じることができる．

強すぎる母親と息子の結びつきは，夫婦関係のバランスを崩し，家庭内の様々

な問題を引き起こしやすい．例えば息子が母親から承認を得て家庭において父親よりも優位な立場に立ったと感じてしまうと，自分の攻撃性にブレーキがききにくくなり家庭内での暴力につながってしまうことがある．また，息子と母親が夫婦関係のように心理的な距離が近くなってしまうと，健康な自我の成長を遂げることができず，家庭からの自立に支障をきたしてしまうことがある．

❸ 聞き取り・関わり方・観察のポイント

・ 母親と息子が不健康な結びつきになることを避けるためには，早期から「母親と息子」関係の様子に目を配ることが大切である．特に夫婦関係の不和がみられる際には，「母親と息子」の関係が通常以上に強まる要因として働きやすいため，注意を払って観察する必要がある．

・ 母親と息子のスキンシップの程度が子どもの年齢相応の範囲を超えていないか，母親が息子の気持ちを全て把握しているかのように代弁する様子はないか，または，息子が過剰に母親の評価を気にしたり依存していないか，といった点に注意をしながら親子関係のアセスメントを行う．

❹ 助言（アドバイス）

　母親が夫婦関係の不和に子どもを巻き込むことを避けるためには，母親の側にも支援を行うことが有効である．母親の気持ちを代わりに受け止める受け皿として社会的資源を提案するなどの工夫があるとよい．

❺ 連携

　男の子が健康な自我の成長を遂げるためには，モデルにできる精神的に健康な成人男性との関わりがあることが望ましい．父親がモデルとして機能できることが一番よいが，難しい場合は，学校や地域の大人がその役割を担うことができる．家庭の機能不全がある場合は，学校や地域が連携して，男の子の精神的成長を支援することが重要である．

参考文献
河合隼雄：コンプレックス．岩波新書．

関連項目　【親子】❻ ⓭ ⓯

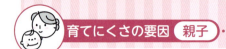

育てにくさの要因 親子

⓭ 過干渉な親と従う子

小枝達也

❶ 状況

　小学校の中学年以上で，生真面目なタイプの児童では，保護者（親）が希望する習い事を一生懸命にがんばっていることがよくある．子ども自身に発達上の問題はない．両親も子育てに熱心で，家族が一緒に過ごす時間を大切にし，また習い事などへの費用も惜しまないことが多い．

　ただ，両親の考え方にずれがあり，例えば母親はスイミングスクールに入れて水泳の記録が伸びるのを楽しみにしているが，一方で父親は中学受験の準備が必要なころだと考えて，学習塾，英語塾に行かせているといったことがある．

　両親がさせたいことを生真面目な子どもは全部受け入れてがんばってしまう状況がみられる．両親によれば，この子がやりたいというから通わせているのだと言うし，本人に聞くと，確かに「やりたいです」と明言する．

　例えば，テストの出来が思いがけず悪いことをきっかけに不安感が高まり，しだいに食欲が低下して体重が標準体重の－30％近くにまで減ってきたということが生じたりする．

❷ 解説

　このような場合，過剰適応の状態が疑われる．家族の仲がよく，お互いがお互いのことを大切に思っているが，両親の子育てに関する価値観に違いがあり，それをそのまま子どもにぶつけている．子どもの立場からすれば両親の期待に応えたいという気持ちが働き，両親のさせたいことを自分がしたいことだと思い込んでしまっているふしがある．親の期待のすべてを受け入れることで，楽しくて大好きな家庭を維持しようとしているとも解釈できる．そして少しでもうまくいかないことがあると過剰に不安を訴え，そして食欲低下という形で現れたと解釈される．

❸ 聞き取り・関わり方・観察のポイント

　いきなり母親から過干渉を疑わせる話は出てこないので，まずはその子と家族

の暮らしぶりを聞くとよい．一日の過ごし方では，とくに生活習慣（起床時間と就寝時間，食事の時間な，食事の好みや母親の得意料理，入浴の仕方，夜の時間の過ごし方，就寝する場所など）の聞き取りをすると，生活の細部に至るまで口を出していることなどが把握できる．

楽しく話を進めるのがコツで，そうした雰囲気の中で話をしていると，母親のほうから父親との考えの違いや子どもへの対応の仕方などいろいろな悩みが出てくる．いろいろな悩みを相談してくるが，その中身はあまり深刻なものではないことが多い．

過干渉な環境で育った子どもは，本人に話を聞くと親の顔を見て（いわゆる参照行動）答えることが多い．日常的に自己選択，自己決定することが少ないからである．幼児であれば親の参照は普通に見られるもので，親への愛着や信頼関係を知る上で大いに役立つ．しかし，10歳前後より年長の小児で，親を頻繁に参照する場合には，過干渉・過保護があるのではないかと疑ってみるとよい．

❹ 助言（アドバイス）

上記の例では，食欲低下を心配して相談に来ることになる．摂食障害は重症では生命維持に関わるので，医療機関の受診を勧めるとよい．

多くの場合，相談に来るのは母親である．母親の話だけを聞いていては全体像が見えなくなる．少なくとも1回は，父親にも来てもらい，子育てに関する考えを聞くことが必要である．両親とも物わかりがよく，子育てに熱心なことが多いが，方針に食い違いがあり，どっちもがリーダーシップを取ろうとして譲らないパターンが一番危ない．

夫婦それぞれの考えをアドバイザーがうまく引き出し，相違点を整理するだけでも，双方が落としどころを自然と見極めることにつながる．

❺ 連携

過干渉によって子どもがどんな状態に陥っているかにもよるが，身体化した問題（痛みや吐き気，食欲低下などが多い）では，医療機関を紹介するとよい．また両親の考えを調整するにはカップルカウンセリングが有効なことがあるので，家族療法を得意とする心理士への紹介も推奨される連携である．

関連項目　【親子】⓮

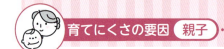

育てにくさの要因 親子

⓮ 過保護・過干渉な親と反発する子

小枝達也

❶ 状況

　保護者（親）の過保護・過干渉では，子どもの日常生活に関するものが一般的である．ここでいう過保護とは「自分でできることまで保護者（親）が手を出すこと」であり，過干渉とは「自己選択，自己決定の段階で介入すること」を指す．本項で取り扱う育てにくさとは，いわゆる口出しや手出しが多い保護者（親）とそれを嫌がる子どもという関係が，顕著に悪化した状態と捉えていただくとよい．

　幼児期から小学校低学年では，保護者（親）の過保護や過干渉に対して表立って抗う子は少ない．しかし一見して従っているように見えても，内心はイライラしていたり納得がいかないという想いを持っていたりする．それが早い場合には小学校3年生あたりから，平均的には4年生くらいから口出しや手出しを嫌がるようになり，イヤな顔をするレベルから保護者に暴言を吐く，あるいは物に当たったり保護者（親）に手をあげたりといった段階までいろいろな状態が見られるようになる．そうした関係がこじれて相談機関を訪れるまでになっていく．

❷ 解説

　保護者（親）の過保護・過干渉に対する子どもの反発は，発達の過程で自然に出現するものである．一般に10歳頃より，第二の個体化と呼ばれる自己認識の変化が現れる．親離れをもう一段階進化させ，行動や思考の基軸を親から自分へと移す時期に入る．つまり親を参照して答えを見つけていた小児期から，自分を参照して自己選択・自己決定への道を歩み始める思春期に入る．しかし，多くの保護者（親）はそれに気づかず，口出しや手出しを続けて子どもの反発を高めてしまい，その激しさに戸惑うようになる．

❸ 聞き取り・関わり方・観察のポイント

　相談室で話を聞くと，過保護・過干渉な保護者（親）は，子どもはさておき自分が話をしたがるし，子どもに話を聞いていても横から口を挟んでくる．そのた

びに子どもは微妙にイヤな顔をする．ここが観察のポイントである．

　第二の個体化の始まりは，子どもに質問をしたときの子どもの視線を見るとよい．自分で答えられる質問なのに「親を参照」する場合には，まだ第二の個体化は始まっていないと見てよい．質問に対して親をちらりとも見ずに，自分の考えを述べる子は，もう第二の固体化が始まっていると判断できる．子どもの参照行動と保護者の出しゃばり状態の兼ね合いで，両者の関係のこじれ具合を見て取るようにする．

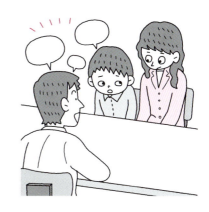

❹ 助言（アドバイス）

　親の過干渉に嫌気がさしている子どもを説得して，行動を変容することは困難である．保護者（親）の子どもに対する認識を変えるように関わる方が，うまく行きやすい．子どもが第二の固体化の時期に入っていることを知らせ，子どもが大人になるためには，口出しや手出しよりも見守りが大切な時期になっていることを伝えるとよい．保護者（親）にとって，わが子の成長はうれしいものである．子どもの成長を前向きにとらえ，うまく子離れできるように話を進めるとよい．

　どうしても子どもの行動が気になって仕方がないという保護者（親）には，仕事を始めるとか地域や保護者（親）同士の活動を始めるように促し，関心が子どもだけに集中しないような仕掛けもお薦めである．

❺ 連携

　子どもの反発が激しく行動化している場合には，医療機関の受診が必要になることがある．器物損壊，暴力などの放置は好ましくない．触法行為は子ども家庭相談センターや児童相談所，警察の生活安全課と早めに連携するとよい．

関連項目　【親子】❸

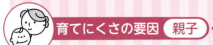 育てにくさの要因 親子

⓯ 過保護な親と従う子

冨崎悦子,安梅勅江

❶ 状況

「子どもの将来のため」とすべて完璧を目指しているために,育児書を読み込み,子どもの専門家に相談する.しかし,具体的な関わり方を求めているため力を抜いて育児するようにといったアドバイスは聞いてもらうことが難しい.

一方,子どもは積極的に遊ぶことなく母親のそばにいることが多い.例えば,友だちが誘いに来ると母親を見て,母親がうなずくとその友だちと一緒に遊び始める.また,友だちの親がおやつなどを分けてくれる時には,自分から手を出すことはなく,必ず自分の母親をじっと見つめ,母親が「いただきなさい」と言うとうれしそうに食べ始めるなどの様子が見られることがある.

❷ 解説

高学歴でずっと優等生であった母親は,子育てにおいても優等生でありたいという思いが強く,きちんとした育児をしようと奮闘する傾向にある.きちんと育児することが,自分の評価であるとともに子どもの将来のためになると信じている.そのため,育児書を読み漁り「正しい育児」をしようと頑張っている.しかし,育児書どおりにいかない時が多く,なんとかしようとすぐに子どもにどのようにするべきか口を出す.

子どもは,日常生活動作の一つ一つはきちんとでき,周囲からは「しっかりとしたお子さん」という評価だが,自分の希望を伝え,自分から動くということができず,親の顔色ばかり伺うようになっている.

4歳の子どもは,日常生活動作が自立し,行動範囲が広がり,外の世界への興味が広がり,友達との関係などを通して社会性を身につけていく時期である.この時期に自分自身で考え,自分で決定する経験をすることにより,将来の自立した大人へと成長する.そのため自分で考え決定する機会を奪わないことが重要である.

❸ 聞き取り・関わり方・観察のポイント

保護者（親）の頑張りを認めつつも，完璧である必要はないことを伝える．子どもの発達は，バランスが大切であることを理解してもらう．運動，言語，社会性など多角的に発達を捉える指標[*1]を利用し，親が子どもの発達のアンバランスに気づくことができるようにする．

- 子どもの発達（運動，言語，社会性など）
- 友だちとの関係
- 子どもの心身の状態
- 母親の心身の状態（育児ストレス・服装や体型の変化など）

❹ 助言（アドバイス）

これまで計画通りに生活することを重視してきた保護者（親）は，子どもの予定外の行動に戸惑うことが多く，子どもにきちんとさせようと過保護になる傾向がある．このような保護者（親）は，疲れきっている可能性がある．場合によっては虐待につながることもあるため，保護者（親）の表情や変化に十分注意することが求められる．

自分が認められることが重要と考える親が多いため，きちんと努力は認める．しかし，子どもの発達をしっかりと捉えて，その子らしく自分で考え，決定できるよう，かかわる重要性を伝える．その際に，科学的な根拠があると了解しやすいため，発達検査などは有用である．一方で，テストや検査と名前がつくと，親は良い点を求める傾向がある．高い点数ではなく，年齢相応のバランスの重要性を強調する必要がある．

❺ 連携

児童館の職員間にとどまらず，保健センターの保健師とも情報を共有し，見守りながら，必要な際には支援できる体制を整える．また，家族との連携が重要である．母親の育児に対する思いが強すぎて，家族の中で孤立する危険性がある．家族内の人間関係を調整する声かけに，日頃から心を配る．

> 関連項目　【親子】⓫ ⓭

[*1]一般発達評価票（http://childnet.me/tools.html）

育てにくさの要因　環境

❶ 家計が苦しい

森田猛志

❶ 状況

　ひとり親や世帯収入の少ない家庭において，家計が苦しいことにより，自身も疲労困憊し，子どものケアにも行き届かない状況.

　両親および2歳児，0歳児の4人世帯．世帯収入が少なく不安定で，預貯金もわずかしかなく，母親より，家計が苦しくて困っているとの相談が寄せられた．

❷ 解説

　家計が苦しい要因としては，以下の場合などが考えられ，複合的に絡んでいることも多い．

1. 世帯の収入が少ない場合
- ひとり親家庭である．
- 非正規雇用のため低収入である．
- 親が他の何らかの理由（親の介護や，自身や子どもの病気や障害等）により，働けなかったり，収入が少なかったり，働こうとしなかったりする．（自身の病気や障害，親の介護，子どもの障害や病気等）

2. 支出に問題がある場合
- 計画的な消費ができない．（うつ等の精神疾患や，軽度発達障害の可能性あり）
- ギャンブル依存やアルコール依存の問題を抱えている．
- 母（父）親が，配偶者から十分な金を渡されていない（経済的DV）

　家計が苦しいということは，恥ずかしくてなかなか周囲に話しにくく，相談者は眼前の対応に追われて疲弊していることも多い．相談を受けた場合，話してくれたことやこれまでの大変な生活をまずねぎらい，それまでの苦しい胸の内をゆっくりと聴き取ることが重要である．そして，解決方法があることおよび協力させてほしいことを伝え，相談者が一歩を踏み出す後押しをできるとよい．

　できれば，要因がどこにあるのかを相談者といっしょに考えて問題整理を行う．さらに，考えられる解決方法をいくつか提示し，相談者の意向を確認しなが

ら，いっしょに解決策を考える．その上で，家計相談や全体的な問題整理・支援を行う機関につなげ，連携をとっていけるとよい．

❸ 聞き取り・関わり方・観察のポイント

- 言いにくいことを話してくれたことに謝意を伝え，これまでの苦労をねぎらう．
- 解決方法があることを伝え，いっしょに問題整理を行う．
- 適切な相談機関を紹介し，丁寧につなぐ．

❹ 助言（アドバイス）

収入や預貯金が少なく日々の暮らしにも困っている場合には，福祉事務所で生活保護の相談を勧める．生活保護になじまない場合や生活保護受給の意志がない場合は，生活困窮者自立支援相談窓口[*1]を紹介するとよい．

支出に問題がある場合は，お金の使い方の工夫等をいっしょに考え，生活困窮者自立支援相談窓口などの家計相談機関を紹介する．保護者（親）の依存症を含む精神疾患や発達障害が複雑に絡んでいる場合には，保健所や市区町村の精神障害支援窓口を紹介し連携する．

ひとり親の場合，医療費助成や児童扶養手当・児童育成手当等の状況を確認するとともに母子自立支援員を紹介し，ヘルパー派遣や職業訓練等の活用も勧める．経済的 DV が疑われる場合も母子自立支援員につなぎ，連携して支援する．

多額の借金がある場合は，法テラス等の無料相談で，負債整理や自己破産の相談ができる．法テラスでは，弁護士の紹介や弁護士費用の立て替えも行っている．

❺ 連携

状況に応じて，福祉事務所（生活保護担当部署）・生活困窮者自立支援相談窓口や，保健所，障害者支援窓口，母子自立支援員（父子家庭支援も行う），子育て支援窓口，法テラス等（p23 参照）を紹介し，連携して支援を行う．

関連項目　【親】❸❹❻❿　【環境】❹❽❾⓭⓮

[*1] 平成 27 年度より施行された生活困窮者自立支援法に基づき，福祉事務所設置自治体に設置された生活困窮者の相談機関で，名称は自治体ごとに異なる．生活就労支援にとどまらず，生活困窮者の抱えている課題のアセスメントと，課題を踏まえて自立に向けた支援計画の作成などの支援を行う．また，関係機関との連絡調整や支援の実施状況の確認なども行う．すべての自治体ではないが，任意事業として，就労に向けた支援や家計相談，子どもの学習支援を行っているところも多い．

育てにくさの要因 　環境

❷ 転居してきたばかりで知り合いがいない，転居が多い

菅原美栄子

❶ 状況

　転居の理由，経過や背景は，保護者（親）の転勤など仕事関連によるもの，DVからの避難，離婚等で実家に帰ったなどがあり，急きょ決まったのか，見通しが立った上でのものなのかなど，その家族によって異なり様々である．

　また，転居は希望したものなのか，仕方なく心外なものなのかなど，一人ひとりの心理的な受け止め方も様々であるが，いずれにせよ，生活基盤となる住環境が変わるということは，親子をとりまく環境としては，相当に大きな影響がある．

❷ 解説

　転居したばかりのときは，引っ越しに伴う様々な事務手続き，物理的制約，身体的な疲労が生活上にあることが多い．また，一人ひとりの経過や背景が異なっており，子育てや子の育ちにどう影響を与えるのかも異なってくる．

　子ども用品や日常的な買い物，用事はどこでどうするかなど，その土地の風習や地域の特徴もあり，身近に「知り合いがいない」「ママ友がいない」ということは，ちょっとしたことがすぐに聞けず，すぐに解決できないことが積み重なっていることも考えられる．

　また，急な体調不良や速やかに済ませたい用事などでも，「医療機関を知らない」「小さな子どもを連れては行きにくいが，頼れる人がいない」などが想定される．こうしたことは，保護者（親）をより多忙にし，余力をなくし，ストレスが多い状況となり「育てにくさの要因」となってくる．

❸ 聞き取り・関わり方・観察のポイント

- 前提として，話をしやすい雰囲気・空気づくりを心掛け，様々な経過や背景があることを踏まえ，保護者（親）の感じ方や思い・考えを尊重する．
- 「今一番の気がかりは？　お困りなことは？」と，保護者（親）自身の感じる「感情や感覚」等，「気づき」を大切にする．

- 「転居したばかりの時は，不自由なことが多いと思いますが，日常生活のことを，気軽に聞ける方，困った時に助けになる方はいらっしゃいますか？」など，子どもの生活への影響を，「いつから」「何が」「どのように」など，具体的に話せるようにする．
- 会話では，主語がわかりにくくなりやすいので，その困り感は，誰の「考え」「感情や感覚」なのか，客観的出来事と分けながら，状況を一緒に整理していく．

❹ 助言（アドバイス）

基本的な姿勢は，本来もつ「対象者自身の力」の引き出しを心がけ，何があれば，また何が整えれば，対象者が一番エンパワメントされるかを一緒に考えることである．

「気づき」や「困り感」の共有をし，保護者（親）自身の考えや感覚に添うようにするなど，「気づきへの協働作業・相互作業」を心掛ける．

不安や困り事の軽減や解決のために，情報提供や専門機関の相談先を紹介するのみでよいか，また，保健センター・保健師等行政支援の一環として訪問や同行が必要なものかは，状況や事態の緊急性等を総合的に判断し，保護者（親）自身の了解を得ながら進めていくことが大切である．

そうしたやり取りの中で，転居に伴う育てにくさの要因の解決方法として，地域の「仲間づくり」「子育てサポートサービス」等の社会資源を自ら選択，利用できるようにしていく．

❺ 連携

- 相談を受けた機関だけで解決できないことは多いにある．
- 支援機関の中のコーディネーター機能はどこかを明確にしながら，一人で抱え込まない，状況により適切な専門機関を紹介し，確実につながるよう「誰にいつどうように」と具体的な紹介をする．
- 地域関係者としては，日頃から，地域の社会資源を知り接点をもち，従来事業の活用や応用ができるよう情報を収取整理しておく，また，転居してきた人でも，気軽に相談や聞ける地域づくりに心掛ける．

関連項目　【親】❽　【環境】⓬

育てにくさの要因 環境

❸ 介護が必要な家族がいる

大木幸子

❶ 状況

　子どもの健診場面で，母親は特に相談はないと話していたが，他の家族の健康状態を訪ねると同居している祖父母の介護問題が浮上する場合がある．例えば，「祖母は最近，物忘れが目立つようになり，夜中に探し物をしていたり，孫のおやつを食べてしまったりということがみられるようになった．認知症のはじまりなのかもしれないと思いながらも，何をどこに相談をすればよいのかわからない．子育て支援の情報は妊娠中から集めていたが，介護はまだ先の事と考えていた．相談に行くにも，父母ともに仕事をしており，平日に仕事を休まなければならない．仕事と子育てに介護が加わるのかと思うと，仕事を続けていけるのか不安になる」という相談を受けることがある．

❷ 解説

　晩婚化や少子化，高齢化の進展で，子育て世代は，育児と親の介護を抱えているといったことも珍しくない．また子どもの中に障害を持つ子どもがいる家族は，障害を持つ児の介護や療育を中心にした生活となり，ほとんどは母親が主となって児の介護を担っている．子育ては母親の責任，介護は妻，嫁，娘の役割という社会規範は，まだまだ根強い．そのため，ダブルケアは母親（娘）に負担が重なりやすい現状にある．そうした中，ダブルケアの役割を担いつつ，離職も考えざるを得ない葛藤を心にひめている場合も少なくない．

　また，介護保険制度，障害福祉制度，母子保健や子育て支援制度，教育支援と，それぞれ窓口が分かれている．その結果ダブルケアラーは，いくつも窓口を駆け回り，活用できる制度やサービスを見極め，自ら調整をすることを余儀なくされている．しかも窓口が分かれていることで，各窓口では該当する問題のみを相談し，家族全体のことまでは話さない場合が多い．すなわち，介護の問題に直面していても子どもの健診場面では，「相談はない」という答えになってしまう．支援者側がそれ以上聞きこまなければ，助言や指導は現実とずれた内容となりかねな

い．さらに子育てや介護の問題が絡まり，問題や対処方法が整理されていない状況も少なくなく，問題を深刻化させやすい．

❸ 聞き取り・関わり方・観察のポイント

- 子どもと母親の状況だけではなく，家族全体の健康課題や生活状況を把握する．
- 介護や療養を必要とする家族構成員がいる場合は，具体的な生活状況やサービスの利用状況，現在の困り事を確認する．その際に注意を要することは，介護度の高さと介護者の負担は正比例しない点である．介護度が低いと利用できるサービスが少なく，家族の介護に負う部分が多くなる場合も少なくない．生活場面での大変さに注目して聴き取り，家族全体の支援ニーズをキャッチする．
- 育児や介護への家族内の協力体制や役割分担を確認する．
- 相談者がダブルケアの主たる担い手であった場合には，ダブルケアのために起こった生活の変化やその状況をどのように受け止めているかを聴き取る．

❹ 助言（アドバイス）

　介護者，高齢者または障害のある家族，子どもそれぞれの立場から考えて，必要な社会資源やサービスの活用について相談する．その際に，それらのサービスをバラバラに考えるのではなく，母子保健や子育て支援のサービス，介護や障害福祉のサービスの情報を包括的に提供することが重要である．そして，家族全体の生活という視点をもって，ケアラーや当事者とともにケアをコーディネーションできるように，機関が連携して相談を受けることが重要である．また同じ立場であるダブルケアラーとの出会いや情報交換ができるセルフヘルプの場づくりも，地域の支援として期待される．

❺ 連携

　介護サービス，母子保健や子育て支援サービス，障害福祉サービスは，それぞれ別のネットワークが作られている場合がほとんどである．家族の状況に応じて，これらのネットワークがつながることのできるケアシステムづくりが求められる．さらに，既存の制度体系にとらわれないサービスや社会資源の開発も重要な地域の課題である．

関連項目　【親】❽　【環境】❽

育てにくさの要因　環境

❹ ひとり親家庭で子どもへの影響が心配

大木幸子

❶ 状況

　ひとり親家族の相談では，「仕事や家事に追われ，子どもとゆっくり過ごせない」「イライラして，つい怒ってしまう」「時間がなく，簡単な食事になってしまう」「病気の時に預ける場所がない」などの悩みがよく聞かれる．こうした相談は，「家計」や「仕事」「住居」「自分の健康」などの生活問題と「教育・進学」や「しつけ」などの子どもの問題が混在している場合が多い．

❷ 解説

　ひとり親家庭の抱える悩みの背景要因には，経済的な問題が大きく占めている．それは母子世帯のみならず，家事や育児に時間をとられる父子世帯も同様である．また親が健康問題を抱えている場合も少なくない．その点では，親自身が余裕のない生活状況に置かれており，子どもの問題は生活問題と密接に関連している状況にある．

　また子育てには父性と母性が必要とされており，ひとり親であることでいずれかが欠如していると考えやすい．そのため，子どもへの対応に迷うとひとり親であることが理由で子どもがうまく育たないのでは，と不安や自責の感情を抱きやすい．その結果，親としての焦りや自信の喪失に陥り，問題を深刻化させやすい状況にある．

　このような悪循環は，ひとり親家庭同士の相談相手が少なく，孤立しやすい状況であることが一層の拍車をかけることになる．特に父子家庭は公的相談機関への相談経験も少なく，孤立しやすい状況にある．

❸ 聞き取り・関わり方・観察のポイント

- まずは家事や育児をひとりの親で担っている大変さを労い，頑張りを受け止めることが大切である．
- 大変さや頑張りを受け止めた上で，支援者がいるのか，どのような協力を得ているのかなどを確認しながら，生活全体の具体的な支援ニーズを明確化する．

- ひとり親となった背景に DV 経験や親のメンタルヘルスの課題が潜んでいる場合も少なくない．そのため，ひとり親となった経緯も確認できるとよい．
- 子どもの発達状況などから，子どもの育てにくさなどがないかも確認する．

❹ 助言（アドバイス）

　父性や母性に関しては，多くのひとり親が抱えている心配である．性別にかかわらずひとりの人の中に，母性と父性は存在していることを改めて伝えることは大切である．そして，子どもとのかかわり方について，親が自信をもてない，または困っている内容を確認する．そして，母性や父性に関してはまず子どものありのままを受けとめる母性的なかかわりをした上で，徐々に社会の規則や規律を教える父性的なかかわりを心がけるといった対応方法を伝える．

　また，親の負担を減らし子どもを受け止める余裕がもてるように，利用できる相談機関や支援制度の活用を助言する．その際には，相談機関や支援制度の情報をまとめて提供できるような媒体が準備されていることが望ましい．特に親のメンタルヘルスの課題や子どもの育てにくさの課題を抱える家族への支援では，妊娠届けの段階から切れ目なく支援が展開できる母子保健活動の役割が大きい．母子保健担当部署につながるように支援する．

　また幼児期になると親の大変さを知っている子どもの側も，自分が親の負担になっていると受け止めがちである．また幼い年齢での離別は，子どもにはその経緯がわからない．そのため，自分の存在は親を引き留めうるものではなかったと自責的になり，「なぜ生まれたのか」という気持ちに陥りやすい．子どもの誕生の物語を，親が子どもにじっくりと聞かせてることは，子どもに対するとても大切なかかわりである．望まれて誕生したことを知ることは，子どもが生きる力を育む重要な要素となる．

❺ 連携

　就労している親は，平日の時間が取りにくく，公的機関は敷居が高い．その点からもよりワンストップの包括的支援が求められる．経済的支援，育児支援，教育支援，親の健康問題への支援などの支援機関の連携が重要である．そして，支援課題について確実に支援機関にリファーすることが求められる．

関連項目　【親】❻ ❽　【環境】❶ ⑪ ⑫ ⑬

育てにくさの要因 環境

❺ 祖父母の介入が多くて困る

大木幸子

❶ 状況

「お菓子は控えたいのに，祖父母があげてしまい，困る」，「子どもが喜ぶので，ことあるごとに玩具をプレゼントしてくれる．ありがたいけど，迷惑」など祖父母との育児方針が合わないといった相談が持ち込まれることはよくある．また，「昔の育児を押しつけられる」「しつけで注意しているのに横からかばうなど親としての立場がなくなる」といった相談も多い．

❷ 解説

両親にとって，とりわけ共働きの両親にとっては，身近な育児協力者として祖父母への期待は大きい．祖父母も，孫へのかわいさと息子や娘の役に立ちたいという気持ちから，育児には協力的な場合が多い．しかしついのめりこんでしまい，親から過剰な干渉と受け止められる状況になり，父母のストレスを引き起こす結果となる．

一方で祖父母にとってもストレスがないわけではない．最近は，定年後も就労を継続し老後の心配を抱えている祖父母も珍しくない．また祖父母も，実は子育てに自信がないという場合もある．祖父母としては多少の無理をして協力をしているにもかかわらず，子どもをケガなく預かってくれて当然という態度や良かれと思ったことに嫌な顔をされるなど傷つくことも少なくない．

このように，両親と祖父母のトラブルは両者の関係を縮めすぎることで生じやすい．両者の距離をうまく調整できず関係が悪化してしまう背景には，親の家族機能としての問題がある場合が少なくない．祖父母の育児へのかかわりや育児方針に対する不満やイライラについて，父親と母親で認識が異なってる．または祖父母への対応について話し合いができない．このような父母の関係性に課題がある場合は，祖父母に上手く気持ちを伝えられず，関係の悪化に拍車をかけることになる．そして，それがより大きなストレスとなり，祖父母への否定的感情が増強されるといった悪循環におちいりやすいといえる．

❸ 聞き取り・関わり方・観察のポイント

- 祖父母の介入で困っていることや状況を具体的に確認し，親として大切にしたいと思っていることはどういうことかを整理する．
- 夫婦の関係性を振り返れるように，子育ての協力状況，祖父母の問題についての認識や話し合いの状況を確認する．
- 祖父母とのこれまでの付き合い方，頼りにしたい点など尋ねながら，祖父母と両親の距離を振り返ることができるように相談を展開する．

❹ 助言（アドバイス）

　子育ての責任は親にあり，祖父母は見守り役であることを伝える．その上で祖父母の力を活かせるかかわりがもてるよう相談を進める．

　核家族化を背景に生活スタイルが変化する中，祖父母と親で育児方針や考え方が異なることは当然である．親と祖父母が情報と知識を共有するために，孫育て講座や育児教室に祖父母に参加してもらうのも方法である．

　一方で，子どもにとっての祖父母の存在の意味は大きい．親は，育児書通りにいかない子育てに戸惑い，子どもを受け止める余裕がない場合が少なくない．祖父母は子育てを含めた人生の経験者として子ども（孫）を受け止め，子どもの逃げ場になることができる．母親に怒られて，祖母に慰められるということがあっても，両親と祖父母の関係がよければ，子どもは混乱しないものである．お互いの価値観の違いを認めた上で，例えば「うそをつかない」など家族の大事なルールを，両親と祖父母の間で話し合い確認することを勧める．それ以外は親と祖父母で子どもへのかかわり方が違うことも，子どもにとっては多様な価値観を知る大切な環境となる．

❺ 連携

　全国の助産師会では孫育て講座を実施している．自治体の保健センターや子育て拠点などの育児相談や育児教室を祖父母の活用を勧めることも考えられる．

関連項目　【環境】❻❽❿

育てにくさの要因 環境

❻ 親の実家と不仲である

菅原美栄子

❶ 状況

　親の実家と不仲になっている理由や経過や背景については，幼少期からの親子の相性や関係性からくるもの，実家の要望に添えない結婚・出産だったなど，その家庭により異なり様々である．

　また，実家自体にアルコール依存症や統合失調症，認知症等精神疾患などの健康問題が長年あり，娘や息子として世話を要求される，借金がありお金を無心されるなどがあり，実家との関係性に苦慮している場合もある．

　「不仲」ではなくとも，愛情をもって育てられた両親の介護と自分たちの子育て時期が重なり，葛藤を生じやすい家族状態であることもある．

❷ 解説

　実家と不仲であることや，何らかの葛藤がある状況は，その背景や経過が家庭により異なっており，どう影響をあたえているかも異なってくるが，いずれにしても，子育て期の理解や協力を遠慮なくお願いできる状況ではないことは十分考えられる．

　両親，特に母親とその母親との関係性は，現時点の子育てに影響を与えることは言われてきたことではあるが，子育て相談場面で直接「実家と不仲である」こと自体が主訴となることは少ないと考えられる．「協力者が少ない」こととして発せられ，話をすすめる中で，「育てにくさの要因」となっていることがわかることがある．

　また，子ども自身への影響としては，祖父母と父母の不仲や不信場面や葛藤を日常的に見聞き，感じている状況は，色々な意味での人間関係やコミュニケーションの学習の場となることも考えられる．

❸ 聞き取り・関わり方・観察のポイント

・前提として，保護者（親）が話をしやすい雰囲気・空気づくりを心掛ける．

- 様々な経過や背景があることを踏まえ，保護者（親）の感じ方や思い・考えを尊重する．
- 保護者（親）自身の感じる「感情や感覚」など，「気づき」を大切し，その困り感は，誰の「考え」「感情や感覚」なのか，客観的出来事と分けながら，一緒に具体的に整理していく．
- 実家が子育ての理解や協力者としてなり得ない場合，実家の問題も含め相談できることを伝え，子育て上の困り感を直接聴く．
- 他に子育ての理解や協力者がいれば「育てにくさ」は解消や軽減されるものか「実家との不仲」や「実家の問題」そのものものを解決したいか，自身でできるものなのか，状況によっては，身近な地域や専門的な支援対応が必要な場合もあることを踏まえて聴く．例えば，「育児はご両親のみでは大変なものなので，ほかのご家族に協力をお願いすることはできますか？」や（保健センター，保健所の場合）「私どもの仕事は，ご家族も含めた心と身体の健康相談です．子育てにはご両親のご実家との関係も大きく影響するものですが，何かご実家との関係の中でご心配なことはありますか？」

④ 助言（アドバイス）

　基本的な姿勢は，本来もつ「対象者自身の力」の引き出しを心掛け，何があれば，また何が整えれば，対象者が一番エンパワメントされるかを一緒に考えることである．

　「気づき」や「困り感」の共有をし，対象者自身の考えや感覚に添うようにするなど，「気づきへの協働作業・相互作業」を心掛ける．

　また，一度にいくつもの解決は難しいので，まずは子どもへの影響を考慮しながら，今現在の一番の困り事や状況に焦点を合わせる．

　不安や困り事の軽減や解決のために情報提供や専門機関の相談先を紹介のみでよいか，また，保健センター・保健師等行政支援の一環として，訪問や同行が必要なものかは，状況や事態の緊急性等を総合的に判断し，保護者（親）自身の了解を得ながら進めていくことが大切である．

- 実家に代わる支援者として，地域の子育てサポートサービスや事業等，社会資源を自ら選択，利用できるようにしていく．
- 生活の中心は，今現在の子どもと保護者（親）自身のことで，最優先させてよいことや，子の義務感として，無理に実家の問題や不仲などの関係修復にエネ

育てにくさの要因 環境

6

親の実家と不仲である

ルギーを注がなくともよいことを伝える．
- 第三者からは一見不健康な状態像であっても，保護者（親）自身が実家との問題解決を望んではいないこともある．その状態が長期にわたっていた場合は，絶妙なバランスを保って生活できていることもあり，保護者（親）自身の感覚や解決に取り組む気持ちを大事にする．
- 実家との問題が子育てに大きく影響しており，対象者がその解決を望んでいたら，状況にあった専門機関や実家により身近な機関を紹介する．

❺ 連携

- 相談を受けた機関だけで解決できないことは多いにある．
- 支援機関の中のコーディネーター機能はどこかを明確にしながら，一人で抱え込まないように，状況により適切な専門機関を紹介し，確実につながるよう「誰にいつどのように」と具体的な紹介をする．
- 状況や場合によって，介護高齢部署，精神福祉医療部署等適切な専門機関の紹介を「誰にいつどうように」と確実につながるような具体的な紹介をする．

関連項目　【親】❽

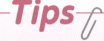

過剰適応

　まわりの環境に自分を合わせすぎてしまうこと．表面上はうまく適応できているように見えて，実際には不満や不安をかかえていたり，内面では抑圧されていたりする．ある特定の人物の期待や意向に敏感になり，それに応えようとがんばりすぎている状態．

育てにくさの要因　環境

❼ 多子家族である―きょうだいに心配事がある

菅原美栄子

❶ 状況

　多子状況に至った経過・背景，理由は，「子どもがたくさんほしかった」や，宗教や信念上によるもの，再婚により相互の子どもが一緒に暮らしている，予期せぬ妊娠・出産の結果として多子となったなど，その家族により様々である．

　「多子家族である」こと自体が主訴となるより，一人の子どもの困り事の相談や健診場面で関わることで，多子家庭であることが把握されることが想定される．相談場面にもよるが，対象となる子ども以外の相談はできないものと考えられがちであるが，発せられた物事の背景に，きょうだいに関する困り事や，現在妊娠中や出産したばかりなど，「妊娠・出産」に伴う早急な対応が必要な場合もある．

❷ 解説

　子どもが多くいる環境は，きょうだいの助け合い・協力・思いやり，喧嘩・駆け引き・妥協，性格や年齢にあった役割分担をせざるを得ないなど，家庭の中でも社会生活の縮図として，小さい時から自然に体験できる状況にある．そのことは，子どもにとって他では得難い貴重な経験であり，最大限にいかせるようにしたい．

　下の子ができた時の赤ちゃん返りや，大人が介入すべききょうだい間のトラブルなど，子どもがどんな場面で無理・我慢を強いられているか，どこまでが成長を促すまたは妨げる我慢なのかなど，子ども一人ひとりにあった対応が大切である．

　多子家庭となった状況や背景により，問題点も異なってくるが，子どもと保護者（親）との一対一の関係が確保され，愛着形成ができる環境や心理状態にあるかが重要になってくる．

　保護者（親）が予期せぬ次の妊娠で出産が間近に迫るなどの葛藤がある，家事まで手が回らない，経済的に苦しい，精神的に余裕がない，また，きょうだい中に病気や障害がある子がいて，通院や通所で手がかかるなど，保護者（親）だけでは対応しきれない場合もある．

そうした場合，子どもにとっては心身両面のネグレクト状態など不適切な療育環境にもつながることもある．子どもたちが日々成長変化していく関係性の中で，保護者自身も育っていくものであるが，「育てにくさの要因」ともなってくることを考慮する．

❸ 聞き取り・関わり方・観察のポイント ························

- 前提として，保護者（親）が話をしやすい雰囲気・空気づくりを心掛ける．
- 様々な経過や背景があることを踏まえ，保護者（親）の感じ方や思い・考えを尊重する．
- 保護者（親）自身の感じる「感情や感覚」等，「気づき」を大切にする．
- きょうだいのことも含め相談できることを伝え，子育て上の困り感を直接的に聴いてみる．
- 子どもの生活への影響を中心に，「今一番の気がかりは？　お困りなことは？」「誰が」「いつから」「何が」「どのように」等を具体的に話せるようにする．
- 「妊娠・出産」は，早急な対応が必要な場合もあるので，より相談しやすい状況で聴く．
- その困りは，誰の「考え」「感情や感覚」なのか，客観的出来事と分け整理しながら，解決に向けて，対象者自身がどうしたいか，自身でできるものなのか，他者の支援が必要な状況なのかも，一緒に考えながら聴いていく．
- 例えば，「きょうだいのことで何か心配なことや気になっていることはありますか？」や「子どもたちは家族の微妙な変化にも敏感で，それを別の表現で出してくることがありますが，ご両親にとって今一番気がかりなこと，お困りなことは何ですか？」などと聞く．

❹ 助言（アドバイス） ························

　基本的な姿勢は，本来もつ「対象者自身の力」の引き出しを心掛け，何があれば，また何が整えれば，対象者が一番エンパワメントされるかを一緒に考えることである．

　「気づき」や「困り感」の共有をし，対象者自身の考えや感覚に添うようにするなど，「気づきへの協働作業・相互作業」を心掛ける．

　また，一度にいくつもの解決は難しいので，まずは子どもへの影響を考慮しながら，今現在の一番の困り事や状況に焦点を合わせる．

不安や困り事の軽減や解決のために，情報提供や専門機関の相談先を紹介するのみでよいか，また，保健センター・保健師等行政支援の一環として訪問や同行が必要なものかは，状況や事態の緊急性等を総合的に判断し，保護者（親）自身の了解を得ながら進めていくことが大切である．

　そうしたやり取りの中で，育てにくさの要因の解決方法として，地域の子育てサポートサービスや事業など，社会資源を自ら選択，利用できるようにしていく．

- 親が気付いていないこともあり，手の回らなかったきょうだいの育ちへの支援の視点で，一緒に状況を整理し，子ども一人ひとりに向き合う機会や時間の設定の仕方を考える．
- 場合により，避妊等のバースコントロールの話を助産師や産科医師への相談も紹介する．

❺ 連携

- 相談を受けた機関だけで解決できないことは多いにある．
- 支援機関の中のコーディネーター機能はどこかを明確にしながら，一人で抱え込まないように，状況により適切な専門機関を紹介し，確実につながるよう「誰にいつどうように」と具体的な紹介をする．
- 妊娠や出産に関することや，きょうだいも含め，助産や医療機関，療育機関，また，子どもの生活の場としての学校，保育所などの職員などとの連携は大切である．

関連項目　【親】❺　【環境】❶ ⓬

育てにくさの要因 環境

❽ 両親ともに仕事が忙しい―日祝日も仕事である

鈴木美枝子

❶ 状況

小学生と幼児のきょうだい．両親ともに仕事が忙しく，日祝日に仕事が入ることも多い．平日と土曜日は，小学生は学童（放課後児童クラブ），幼児は保育所に入園しているが，日祝日は祖母の家で過ごすことが多い．祖母の家で過ごせない日は，子どもたちだけで自宅で留守番をすることもある．

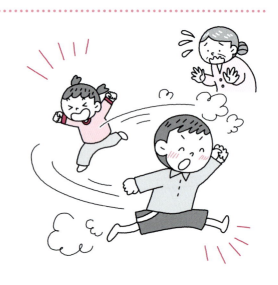

❷ 解説

まずは保護者（親）の状況を確認し，保護者（親）自身が何に困っているのか，悩んでいるのかを，保護者（親）の視点に寄り添いながら聞き出す．保護者が子どもと過ごす時間が少ないことを悩んでいる場合は，「いつも子どものことを考えている」ことや，「本当は一緒に過ごしたいと思っている」ことなどを，子どもにもわかりやすいことばで伝えていくことが大切である．子どもと過ごす時間が短くても，お互いにとって楽しい時間となるよう努めることで，子どもとの関係を良好に保つことはできる．子どものわがままを聞くとか，言いなりになるといった意味ではなく，子どもの話に耳を傾ける，子どもの気持ちを察する，といったことを大切にしていくことが重要である．

幼い子どもが一日中家の中で2人だけで過ごすことは，安全面・心理面から考えても好ましくないだろう．日祝日の出勤日に祖母宅に預けられない場合は，可

能であれば預け先を確保しておくことが望ましい．「祖母に預けていたが，大変だからと断られた」といったケースもあることから，ファミリー・サポート等を利用するなどして，日祝日の保育対策を保護者と一緒に模索していくことも大切である．

❸ 聞き取り・関わり方・観察のポイント

- 保護者（親）の悩みや心配がどの部分にあるのかを，保護者（親）の話を丁寧に聞くことで共有していく
- どんなに忙しくても，短時間でいいから子どもと向き合う時間を持つことを心がけるとよいことを伝えていく
- 子どものみでの一日中の留守番は，安全面・心理面から考えても好ましくないことを伝え，保護者（親）の要望を聞きながら，子どもたちだけで過ごさずに済む方法を一緒に考えていく

❹ 助言（アドバイス）

- 忙しい保護者（親）が「それはできない」と拒絶するような提案にならないよう，伝え方にも十分配慮する
- 保護者（親）が忙しいと，子どもと祖母との関係性が密になっていくこともあるが，子育てに複数の大人が関わることで，子どもも多様な価値観を享受できるため，それが決して悪いことではないことを伝える．と同時に，どんなに忙しくても保護者（親）が親として子どもとしっかり関わっていく姿勢が大切であることを伝える

❺ 連携

2015年4月よりスタートした子ども・子育て支援新制度（p138参照）によって，ファミリー・サポート等も以前より利用しやすくなっている自治体が多い．役所と連携し，近隣で利用できる子育て支援についての情報を把握するとともに，民間の子育て支援の最新情報も把握しておき，保護者に伝えられるようにしておく．

関連項目　【親子】❸　【環境】❹

育てにくさの要因 環境

❾ 夫婦げんかが絶えない

佐伯裕子

❶ 状況

経済的な問題，生活感や考え方の違いなどで夫婦げんかが絶えず繰り広げられている環境．

子育て広場を利用していた母親とAくん2歳．母親は明るく振舞っていたが，家庭では経済的な問題と生活感の違いから夫婦げんかが絶えず，Aくんの前でも怒鳴り合い，物が飛び交うけんかが繰り広げられて

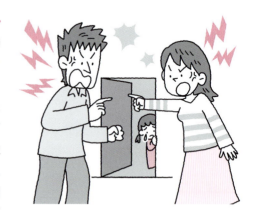

いた．Aくんが就学後に夫婦は離婚したが，Aくんは落ち着きがなく乱暴でマイペース，集団行動が苦手な症状が顕著になった．

❷ 解説

要因としては，「夫婦関係の問題」「家庭・養育環境（児童虐待）の問題」「Aくんの発達の問題」が考えられる．

どのような家庭でも大小様々な問題は見受けられる．しかし激しい夫婦げんかが子どもの前で繰り広げられる環境は子どもの育ちに多大な影響を及ぼしていく．児童虐待における心理的虐待にあたることは当然であるが，時には物が飛んできて当たりけがをしたり，殴られたりと身体的虐待が引き起こされることにつながりやすい．

また，夫婦の問題の背景には経済面，精神面，親戚関係など表面的には見えないものが多く，時には深刻なDV[1]が起きている場合もある．当事者たちは周囲に相談することを躊躇するため気づかれず，長期化し深刻な状況になってから問

---

[1] DV（ドメスティック・バイオレンス）とは生活の本拠を共にする交際相手からの暴力（身体的・精神的・経済的・性的・社会的）と子どもを利用した暴力をいう．

題が発覚する場合が多い.

「配偶者からの暴力の防止及び被害者の保護等に関する法律」(DV法)に基づき警察や各都道府県・自治体(婦人相談員*2)で様々な支援に取り組んでいる.

❸ 聞き取り・関わり方・観察のポイント

かかわりの中で,子どもの身体の傷,表情や態度・行動,持ち物,生活リズムの乱れなど,また年齢が上がると学力面や友だち関係,家庭の話題を避けるなどの様子や子どもとの会話から,家庭の中や子どもに何か問題が起きているのではないかと気づくことが多い.それとともに保護者の何気ない言動や様子から気づくこともある.

まずは子どもや保護者(親)から出るサインを見逃さないことが重要である.

何より日ごろから子どもや保護者(親)と信頼関係を築いていき些細なことでも話してみようと思える関係づくりが大切になる.

❹ 助言(アドバイス)

夫婦げんかの要因には様々な問題が考えられる.保護者(親)の話を聞くことだけで収まる場合もあるが,経済,心身,DVなど緊急性が高く深刻な問題が隠されていることもあるので専門的に対応できる機関につなぎ,何が起きているのか問題を整理しアドバイスを受ける必要がある.身近な支援者と専門的な支援者で役割を分担して対応していくことが望まれる.

❺ 連携

家族が抱える問題を整理し具体的な支援を提供するために,子どもや保護者(親)の問題に対応できる機関と連携することが必要である.

関連項目 【親】❸ ⑥ 【環境】❶ ⑭

---

*2 婦人相談員は都道府県知事や市町村長から任命され,DV・ストーカー・売春などの専門的対応や一般女性,家族の多様な問題に対応するための業務を担う.

育てにくさの要因 環境

❿ 保育所・学童（放課後児童クラブ）に入れない

鈴木美枝子

❶ 状況

1．保育所に入れない

6月生まれで現在9ヶ月．4月から0歳児クラスに入園できるよう，いわゆる「保活」を行っていたが，結果として認可保育所には入所できないことが決定し，待機児童に．職場復帰は4月なので，なんとかしなければならないが，どうしたらよいかとの相談．

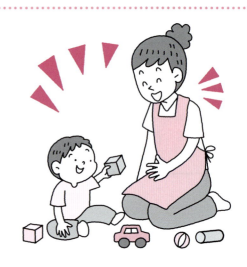

2．学童に入れない

来年度から新1年生になるが学童（放課後児童クラブ）に入れないことがわかった．フルタイムで働いているため，どうしたらよいかとの相談．

❷ 解説

まずは保護者の状況や様子など，保護者の気持ちに共感しながら情報を聞き取る．

「1．保育所に入れない」の場合，認可保育所に入れなかった際の対応について，いくつか提案できるよう情報収集をしておく．例えば，認可外保育所の探し方や，認可外保育所といえども，各自治体が独自に基準を設けて助成している自治体助成施設（東京都の認証保育所や横浜市の横浜保育室など）もあるので，その申込方法等について伝える．2015年4月からスタートした子ども・子育て支援新制度（p138参照）によって，保育利用の手続き等変更になった部分もあるため，その地域の最新情報を常に伝えられるようにしておく．なお0〜3歳未満

児の保育を行う小規模保育や家庭的保育（保育ママ）など，認可保育所以外の預け先にも選択肢があることも同時に伝える．

「2．学童に入れない」の場合，その地域で利用できる民間の学童（放課後児童クラブ）や託児所などの情報も収集しておき伝える．2015年4月にスタートした子ども・子育て支援新制度によって，以前より様々な支援が受けやすくなっている．ファミリー・サポートの利用など，その地域で受けられる子育て支援について詳細に把握しておき適宜伝える．安全面や心理面から，小学校低学年での留守番はなるべく避けたいものであるが，もし小学校低学年で留守番をさせることになる場合は，親子での約束事をしっかり決めておくことを伝える．

❸ 聞き取り・関わり方・観察のポイント

- まずは保護者（親）の状況や様子など，保護者（親）の立場に立って丁寧に聞き取ることを心がける．
- 役所で得られる情報と，それ以外で収集すべき情報に整理し，役所では入手しづらい必要な情報を保護者（親）に伝えられるようにしておく．
- 最も大切なのは，子どもが安心・安全に過ごせる場所を確保することである．保護者（親）自身の目で実際に確認する大切さを伝える．

❹ 助言（アドバイス）

「1．保育所に入れない」の場合，あらゆる手段を講じてもどうしても入所できない場合は，復職時期をずらす案もあることも伝える．もし復職時期をずらして子どもと一緒に過ごすことを選ぶことになっても，それをマイナスに捉えるのではなく，その期間は子どもと一緒にたくさんの時間を過ごせる時間となるといった発想の転換によって，気持ちが楽になることを伝えてもよい．

❺ 連携

待機児童は社会問題にもなっているため，役所の保育課と密に連携し，常に最新情報を仕入れておくことが望ましい．

関連項目　【環境】❸

育てにくさの要因 環境

⓫ 父親が単身赴任中である

佐伯裕子

❶ 状況

問題行動を起こす子どもとそれに向き合おうとせず，状況を受け入れられない母親．父親は穏やかで子煩悩であり，母親の愚痴を聞いたり，子どもの話も聞いてくれる双方にとって重要な存在．しかし，父親の単身赴任により母親の精神状況が悪化，子どもの問題行動もエスカレートしているような状況．

❷ 解説

要因としては「母子関係」「母親の心理面」「子どもの発達障害の疑い」「単身赴任からくる母子家庭」が考えられる．

単身赴任者数を直接把握している統計はないが，子育て家庭の単身赴任はかなりの数に上ると言われ，夫婦・家族関係や子どもに与える影響が大きいと懸念されている．

この家族は，穏やかで子煩悩な父親が母親にも子どもにも重要な存在であったが，赴任したことで母子関係に顕著なバランスの崩れが現れた．Aくんは1歳6か月健診や3歳健診でフォローとなるほどではないが対人関係で気になる点が見受けられた．母親は自分の両親から体罰を受け常に支配されながら育ち，今も実家との関係は悪い．そのため子育てでは絶対に体罰はしない，言葉でわかるまで説明する，子どもの意思を尊重し自由にのびのびと育てたいと思っていた．だが，実際には言葉が理解できない段階から座らせて長時間理論を述べていたため，Aくんには何で母親に叱られているのかが理解できず，母親はそんなAくんに対して次第に激高し怒鳴りつけることが頻繁に繰り返されていた．そんな時に父親は仲裁役だった．また，母親には夫以外に友人や相談相手はおらず，専門機関や学校のアドバイスをかたくなに拒否し，父親には都合のいいようにしか伝えず，自分を振り返ることはなかった．しかし，5年生になったAくんをいつものように母親が説教し始めた途端にAくんは豹変して母親に殴りかかった．恐怖を感じた母親はAくんを連れて7年ぶりに大学病院小児科を受診．子どもはADHDと診

断を受け，母親のかかわり方も指摘された．子どもは大学病院で，母親は外部のカウンセリング機関でフォロー中である．

❸ 聞き取り・関わり方・観察のポイント

様々な事情で父親または母親が別居している家庭はある．多くは健康的な家庭が維持されているが，リスク要因としての視点は必要である．どのような家庭状況なのか子どもや養育者の様子から気づくことが支援につながる．機会を見つけては，事情が許す限り別居している親とも連絡を取るなどの方策も大切だ．

また，問題点等を指摘することに囚われず，まずは養育者をねぎらい気持ちに寄り添う配慮が必要である．

❹ 助言（アドバイス）・連携

父親が単身赴任中だから仕方がないとレッテルを貼るのではなく，何が起きているのか子どもや養育者の様子を整理して必要な地域の支援を提供することが必要である．特に家庭を孤立化させないように何も問題がない時も地域全体で見守る体制を作ることが望ましい．この事例では母親の生育歴など背景に隠れている問題も大きい．母親の精神的な問題，子どもの発達の問題をアセスメントするために専門的医療機関と連携し，治療や具体的な支援につなげることが大切である．

関連項目　【子】❽　【親】❸❽　【親子】❾⓬

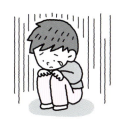

育てにくさの要因 環境

❷ 再婚で子どもがいる

佐伯裕子

❶ 状況

再婚では，どちらかに子どもがいる，または双方に子どもがいる場合がある．また，再婚同士の子どもが生まれることもある．どのような場合でも，新たに家族関係を構築していくためには子どもたちへの配慮が必要である．年齢や子どもにより違いはあるが，精神的に不安定，落ち着きがない，集中できない，爪かみ

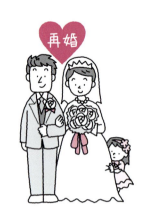

や吃音，おねしょや頻尿，夜泣き，後追いなど様々な症状が現れることもある．
　事例では，父親が5歳男児，母親が3歳女児を連れて再婚．転居し4人暮らしが始まった．母親は仕事を辞めて専業主婦になったため子どもたちは保育所を退園し未就園だった．また，再婚後に男児が生まれ子どもが3人となり，近所からは仲の良い家族と評判だった．ある日，眼科に長男の目が腫れていると継母が連れてきた．目の下に何かが刺さったような不思議な傷があるのに気付いた眼科医は経緯を継母に尋ねたが「わからない」との返答．虐待を心配した眼科医は保健センターに情報提供，保健センターと子ども家庭支援センターで支援が開始された．

❷ 解説

　ステップファミリー（子連れ再婚家庭）は，子ども継父母との関係性が難しいことが挙げられる．過度な気遣いや遠慮がバランスを崩し，子どもや継父母の心理的な負担になることが多い．また，実子が生まれた場合は家族関係がより複雑になる．
　この家族の場合は，保健師が訪問して母親から話を聞いていくと，乳児を抱えた母親に対して父親の連れ子の甘えやだだこねなどの試し行動がひどく，かかわり方がわからず悩んでいたが，継母だと偏見視されるのが嫌で誰にも相談できな

いこと，父親は仕事が忙しく子育ての協力が得られない，父親だけの収入では経済的に苦しくて幼稚園に通わせられないなどで母親が疲弊し家の中では子どもに罵声や無視が繰り返されていたことがわかった．母親は外で過ごすときは意識的に優しく明るい母親を演じていたという．しかし，傷の原因は最後まで判明できなかった．

❸ 聞き取り・関わり方・観察のポイント

再婚と同時に転居すると家庭状況を把握することは難しく，またこの家庭のように3歳健診後の転居や未就園の場合は家庭状況を捉えにくい．各自治体では転居時の児童手当や乳児医療証・こども医療証などの子育て関係の申請時，また健診や予防接種の案内など窓口業務を通して家庭状況の把握に努め，特にステップファミリーの場合は気軽に相談できる相談窓口の紹介など丁寧な説明が望まれる．

今回のように受診先の医師が情報提供できるように，地域の子ども家庭支援ネットワークの情報提供先を確認することも重要である．

❹ 助言（アドバイス）

再婚家庭の状況把握は様々な機関や行政の窓口がかかわる時に，経済状況，子どもの様子（就園・就学状況，健康面）など困っていることがないか些細なサインも見過ごさないことが重要である．かかわる人の「気づき」がポイントになる．

❺ 連携

ひとり親家庭からステップファミリーになったことでひとり親家庭の支援が利用できなくなるが，心理面や経済面での問題が解消されたと捉えるのではなく，家庭への経過観察が必要だ．特に子どものフォローでは子ども家庭支援のネットワークで心理職やスクールカウンセラーがかかわっていくことが重要である．

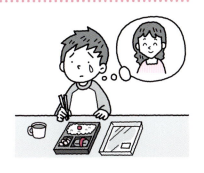

関連項目　【親】❻❽　【環境】❶❷❼

---

*母子・父子自立支援員…は母子（父子）家庭やステップファミリーが抱えている生活上の相談と，その自立に必要な援助や，職業能力の向上および求職活動に関する支援を行う．

育てにくさの要因 環境

⓭ 仕事がない

森田猛志

❶ 状況

両親ともに安定した仕事に就くことができず，またそれが長引くことによる精神的な不安と意欲減退から追い込まれている状況．

子ども3人と父親，母親の5人世帯．父親が安定した仕事に就けず，母親もパート就労で収入は少なく困っている．

❷ 解説

健診の場や保育所では母親からの相談が多いと思われるが，母親も父親と同様疲弊している．まずは，相談してくれたことを，そしてそれまでの母親の苦労をねぎらいたい．その上で，可能な範囲で父親の状態や家庭全体の状況を聴き取り，母の想いを確認しながらできることを提示する．また，できるだけ父親（「仕事がない」本人）と接触し，父親の想いも聴きながら方法の提示をできるとよい．

昨今は，高校や大学を卒業しても正社員の職がなく，派遣社員やパート社員，フリーターとして低所得を強いられている人も多い．また，正社員の離職率も高く，「仕事がない」状況も少なくない．ハローワークや求人情報誌・サイトなどを見て応募しても，年齢や資格，職歴などにより不採用となることも多い．

一方，長期間の不就労や転職を繰り返している場合には，何らかの不適応を起こしていることも考えられ，背景に軽度発達障害や精神疾患の存在を疑う必要もある．退職までの相当なつらい経験から，抑うつ状態に陥っている人もいる．加えて，不採用の状態が続いていると，意欲が減退して精神的にも追いつめられてしまいがちだ．

「仕事がない」と言いながら，実は仕事をしようとしていない場合もある．

本人にも家族にも何らかの強み（ストレングス）はある．強みも含めた本人・家族の状態を把握しながら，相談の場では，全体的な問題整理や支援を行ってくれる機関につなげ，連携を取っていけるとよい．

❸ 聞き取り・関わり方・観察のポイント

- 言いにくいことを話してくれたことに謝意を伝え，これまでの苦労をねぎらう．
- 家族に対する相談者の想いをできるだけ聴き取り，どうしたいのかを確認する．
- できるだけ，「仕事がない」本人との接触を図る．
- 家族全体の状況や課題，強みを把握できるよう，意識して面接する．
- 適切な相談機関を紹介し，丁寧につなぐ．

❹ 助言（アドバイス）

　単に仕事がないだけの困り事なら，ハローワークに自分で行けばよいのだろうが，本人が疲弊し，意欲や自信を失っている場合も多い．その場合には，全般的な問題整理や支援計画の作成までを行う生活困窮者自立支援相談窓口（p104 参照）につなげるとよい．

　また，長期的視野に立って，職業訓練や資格や技術を修得する方法も考えられる．雇用保険受給資格者であれば職業訓練手当を，そうでない場合も求職者支援制度を使って職業訓練受講給付金を，ひとり親の場合には母子家庭自立支援教育訓練給付金を受給しながら職業訓練を受ける方法もある．それぞれ，ハローワークや，福祉事務所に配属されている母子自立支援員を紹介したい．

　依存症を含む精神疾患を抱えていたり，発達障害が疑われたりすることもある．その場合は，保健所や市区町村の障害者支援窓口との連携が必要である．障害者手帳取得により障がい者雇用枠の活用も可能となるし，適切な治療につなげた上で，障害者就労支援センターや障害者就労移行作業所等の利用も考えられる．

　なお，明日の生活にも困るようなら生活保護の相談・申請が必要となる．求職の努力をしても生活保護基準以上の収入が得られない場合は，いったん保護を受給して生活を整えることができる．その上で，福祉事務所の地区担当員や就労自立支援員の協力を得て必要な治療や求職活動を行い，自立を目指すこととなる．

❺ 連携

　状況に応じて，生活困窮者自立支援相談窓口や，ハローワーク，保健所，障がい者支援窓口，母子自立支援員（父子家庭支援も行う），福祉事務所（生活保護担当部署）などを紹介し，連携して支援を行う．

関連項目　【親】❸❹❻⓾　【環境】❶❹❾⓾⑭

育てにくさの要因 環境

⓮ 家族に浪費家がいる・借金が多い

森田猛志

❶ 状況

収入はあるものの，支出がそれを上回り生活がひっ迫している．金遣いのあらさ依存症の可能性もあり，問題が長期化する恐れがある．

実際の相談内容としては，次のようなものがある．

両親および小学2年生と4歳児の4人世帯．所得はそれなりにあるが，借金を抱えている．給食費などの学校への支払いも遅れがちで，母親（父親）との面談で家庭状況を確認したところ，父親（母親）の金遣いがあらくて借金を抱えて困っているとの話を聞くことができた．

❷ 解説

生活に支障が出るまでに浪費が激しい場合には，病気や発達障害を念頭に置き，早期に専門相談や治療につなげることが重要である．

- 買い物依存・ギャンブル依存・アルコール依存等の依存症
- 双極性障害や統合失調症
- ADHD等の軽度発達障害や知的障害

家族は，身内に浪費家がいて毎日きゅうきゅうとした生活を強いられている中，本人に注意しても改善されないばかりか暴力や暴言を浴びせられ，問題の悪化を恐れてしかたなく支払いや借金返済等の尻ぬぐいをしている場合も多い．

相談者は相当疲れ切っていることが予想される．また，困っていてもなかなか相談しにくい事柄でもある．まずは，日々の大変な中での子育てと相談してくれたことに謝意を伝えたい．そして，これまでの浪費の数々と相談者のつらい気持ち，どうやって乗り切ろうとしてきたのかを，できるだけゆっくりと聴いていく．その上で，解決策があることを伝え，専門相談機関につなげるとよい．

❸ 聞き取り・関わり方・観察のポイント

- 言いにくいことを話してくれたことに謝意を伝え，これまでの苦労をねぎらう．

- 相談者の気持ちに添って，浪費の状況と家族の対応を聴く．
- 本人の行動が病気や障害によることを確認する．
- 相談者を決して責めない．悪いのはあなたでないと伝える．
- 暴力や，子どもへの直接的な被害がないかを確認する．

❹ 助言（アドバイス）

- 相談者なりのやりかたでうまくいったことといかなかったことを確認し，よりうまくいく方法をいっしょに考える．
- 尻拭いせず，行動の責任を本人に返し，本人に困ってもらうことの必要を伝える．
- 保健所等への専門相談や治療により，解決策があることを提示する．
- DV や暴力に至っている場合は，母子自立支援員や市区町村の子育て相談窓口・児童相談所への相談を促し連携する．
- 借金の額によっては，法テラス（p23 参照）を紹介し，自己破産や債務整理を促す．

❺ 連携

　状況に応じて，保健所・専門病院や障害者支援窓口，母子自立支援員や市区町村の子育て相談窓口・児童相談所，法テラス，福祉事務所（生活保護担当部署）等を紹介し，連携して支援を行う．

関連項目　【親】❸❹❻❿　【環境】❶❾⓭

育てにくさの要因　環境

⑮ 学校が薬物療法をやたらとすすめてくる

小倉加恵子

❶ 状況

　学校で，授業中に歩き回る，騒ぐ，急に怒り出すなどの行動に対処できない場合，「問題行動を起こして困っているから」「クラスの中でなじめないようだから」などと学校から薬物療法をすすめられた場合，保護者（親）は子どもが迷惑をかけて申し訳ない気持ちから薬物療法をしなくてはならないと悩むことがある．

❷ 解説

　発達が気になる子どもが起こす様々な問題への対応としては，原則として，①子どもの特性に対する理解ある関わり，②環境整備，③生活指導が優先される．まずは子どもの発達特性を医学的に評価し，支援策を講じることが必要となる．特性に応じた支援を進める上で，福祉や療育機関などの専門職とも総合的に検討する機会を設ける．その上で，家庭や学校で著しい適応障害がある，自己や他者に身体的危険が及ぶ可能性が高い場合などは薬物治療の適応を検討する．薬物を使用する場合も，子どものメリットを第一に考える．

❸ 聞き取り・関わり方・観察のポイント

　まず，薬をすすめられた原因となる行動について，細かく聴き取る．
- 問題とされる行動はどのようなものか
- どのような場面・状況で起こっているか
- いつも同じ／同じような場面で起こるのか，あるいは，いつも違うのか
- どのような対応をしていたか
- 対応によって落ち着いたのか，あるいは，かえって行動が悪化したのか
- 同じような問題行動はこれまでもあったのか，自宅でもみられるのか
- 自宅での対応はどのようにしているのか

　問題とされる行動が生じる場面や対応への反応は，一見，一貫性がないように思われる場合もあるので多くの場面を聴き取り，共通点やパターンを抽出すると

子どもの行動傾向がわかり，対応方法・支援策をたてやすくなる．

❹ 助言（アドバイス）

　まずは，問題としている行動に対して詳細を明らかにした上で，発達特性に応じた支援を行い，行動の変化を観察する．発達特性を的確にとらえ，適切な支援を行うために専門的相談が必要となる．

　例えば，急に怒り出す，怒り出すとなかなか止まらない，怒りが収まったと思ったらまたぶり返すなど，怒りのコントロール不能な状態がみられる．このような場合，急に怒り出したように見えて，実は怒りまでの準備段階がある．ストレスが徐々に溜まり，限界を超えると爆発的に怒るのである．辛い状況が表情や行動ではわかりにくいので，急に怒り出したようにとらえられる．このような子どもは，ストレスがかかりやすいタイプであると理解し，ストレスを感じた時に言葉で伝えることや呼吸法など気持ちを静める方法を練習する．さらに，安心して生活ができるように環境を整え，発達特性に応じた支援を行う．具体的には，感覚欲求を満たすような運動を取り入れる，低刺激な落ち着いた環境づくりなどである．

　家庭生活や学校生活への不適応が著しく，二次障害が懸念される場合や，治療が必要な精神疾病の合併が疑われる場合は，薬物療法をあわせて行う．薬物療法の適応は専門医が判断する．効果的な治療のためには，確実な投薬と治療による変化を詳細に観察することが必要となるため，家族と，可能であれば本人も，治療についてよく説明を受け，納得した上で治療に進むことが肝要である．

❺ 連携

　支援を進めていく上で，家庭と学校で十分に情報を共有し，家庭生活と学校生活での支援者の対応が一貫したものとなるように配慮する．スクールカウンセラーなど専門家による心理・情緒面のサポートも重要である．支援による行動の改善，悪化状況については，支援者だけではなく専門家にも相談しながら総合的に評価を行い，改善がみられない場合は，家族の意向もふまえて治療方針を改めて検討する．薬物療法を行う場合は，治療効果と副作用による影響を家族ならびに支援者も熟知し，様々な生活場面において行動の変化をモニタリングし，情報共有することが必要である．

関連する項目　【子】❼　【親】❸❹

育てにくさの要因 環境

⓰ 保育・教育環境が適さない

小倉加恵子

❶ 状況

　保育・教育環境が適さない場合は様々な状況が考えられる．保育・教育の場は，集団生活の場である．家庭環境では気づかれなかった個性や行動の特性がはっきりとしてくることがあるため，保護者（親）がふさわしいと考えた環境が必ずしも子どもにとって最適とは限らない場合がある．また，保護者（親）が気づいている子どもの個性や特性について保育者や教育者が気づかず，子どもが必要とする支援を受けられていない場合がある．あるいは，すでに発達障害などの診断がついていて保護者が園や学校に支援を求めた場合，提供される支援が診断名にそったものであっても必ずしもその子どもの特性にあったものでない場合もある．例えば，自閉症スペクトラムと診断されていても，ADHDや協調運動障害など別の特性を合併していることがあるため，気になる行動への対処法がどの特性によって生じているのか見極めて対応する必要があるからである．

❷ 解説

　子どもの困り感に気づいてあげられるのは，生活の場を共にする保護者（親）か保育者・教育者である．子どもに"ちょっと気になる点"があるときは，保護者（親）か保育者・教育者の気づいた側がもう一方にそのことを伝え，両者が一緒にその子を支えられるように環境を整えていくことが重要である．保育者・教育者が保護者（親）に伝える時は，保護者（親）が子どもの特性に気付いているか，それをどう受け止めているかなど十分に配慮する．子どもの様子を伝える時は，保育者・教育者の困り感ではなく，子どもの困り感がどこにあるかを伝える．

　保育は生活主体の場であるが，教育は学習の場となる．机上活動が中心となり，1日を過ごす生活スタイルが大きく変わるため，保育場面では問題なく過ごせていた子どもが，学校生活にはなじめないということがある．また，軽度の知的障害や学習障害がある子どもは適切な支援がなければ学習でつまずいてしまう．

136

❸ 聞き取り・関わり方・観察のポイント

- 園や学校への行き渋りがある，子どもが帰宅してから園や学校の様子を話さないなどの場合は，環境に不適応を起こしている可能性が考えられる．
- 「集団になじめない」（指示が聞けない，ルールを守れない，座って食事ができない，トイレに行けないなど）場合，いつ，どのような状況で，どのような行動をとるかを観察し，子どもにとってどのような困り感があるかを明らかにする．
- 園や学校では，活動時間の様子とあわせて自由遊びの時間や休み時間の様子も観察する．社会性の発達に特性のある子どもは，他児交流や休息をとることが苦手であったりする．

❹ 助言（アドバイス）

- 子どもが毎日を楽しみながら園や学校での生活・学習に取り組めることが最優先される．子どもの困り感が軽減することを保護者（親）・支援者の共通目標とする．
- 必要な支援が提供できるように環境を整える．物理的な環境調整として，座席配置を変えたり，机や椅子，文房具など物品の調整をしたり，視覚支援をとりいれるなどの方法がある．
- より細やかな配慮が必要な場合は，職員の加配を検討したり，普通小学校の通級指導や特別支援学級の活用，特別支援学校への転校が勧められる場合がある．地域の資源とサービス内容について，本人・家族，保育・教育，療育の担当者間で十分な相談を行ったうえで，最も適切と考えられる手段を選択することが望ましい．
- 子どもの特性によって特別支援教育が望ましいケースであっても，保護者（親）は通常学級に入学させたいと考えることが少なくない．信頼関係を損なわないよう，保護者（親）への働きかけは慎重に行うことが肝要である．その時々の保護者（親）の気持ちに寄り添うよう心がけ，子どもが学校に入った時に予測される困り感を客観的に伝え，教育委員会による教育相談で具体的に相談することを勧める．

❺ 連携

保育と教育の連携はもちろんであるが，母子保健と保育・教育との連携も重要

である．乳幼児健診での評価・対応状況や，療育施設での評価・介入方法について，保育・教育担当者と共有する．母子保健からは，子育て状況や母子関係を含む家族状況など子どもの発達の背景となる有用な情報が得られる．また，療育施設と情報共有することで保育・教育場面での支援に役立つ具体的な助言が得られる．粗大運動面は理学療法士，机や椅子など物品の設定や手の不器用さへの対応については作業療法士，言葉の遅れと介入方法については言語聴覚士，情緒面や行動特性については臨床心理士が主に専門としている．放課後等デイサービスなど福祉行政サービスを活用する上で，福祉領域との連携も有用である．

関連項目　【子】⑫⑲　【親】❷❹　【環境】❷

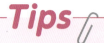

子ども・子育て支援新制度

　平成27年4月にスタートした新制度．支援の量（子どもの年齢や親の就労状況などに応じた多様な支援を用意し，教育・保育や子育て支援の選択肢も増やす．1人目はもちろん，2人目，3人目も安心して子育てできるように待機児童の解消に向け教育・保育の受け皿を増やす）と支援の質（**幼稚園や保育所，認定こども園などの職員配置の改善および待遇改善により質を担保する**）の両面から社会全体の子育てサポートを目的としている．

付　録

付録 ①

3〜4か月児健診アンケート

　国では母子の健康水準を向上させるため、「健やか親子21」として様々な取り組みを行っています。その一環として、アンケートを実施することとなりましたので、ご協力をお願いいたします。

氏名 　　　　　　　　　　　（　男・女　）　（生年月日　　平成　　　年　　　月　　　日生）

	設問	回答
1	産後退院してからの1か月程度、助産師や保健師等からの指導・ケアは十分に受けることができましたか。	1. はい　　2. いいえ 3. どちらともいえない
2	妊娠中、あなた（お母さん）は喫煙をしていましたか。	1. なし 2. あり（1日　　　本）
3	(1) 現在、あなた（お母さん）は喫煙をしていますか。	1. なし 2. あり（1日　　　本）
	(2) 現在、お子さんのお父さんは喫煙をしていますか。	1. なし 2. あり（1日　　　本）
4	妊娠中、あなた（お母さん）は飲酒をしていましたか。	1. はい　　2. いいえ
5	生後1か月時の栄養法はどうですか。	1. 母乳 2. 人工乳 3. 混合
6	この地域で、今後も子育てをしていきたいですか。	1. そう思う 2. どちらかといえばそう思う 3. どちらかといえばそう思わない 4. そう思わない
7	お子さんのお父さんは、育児をしていますか。	1. よくやっている 2. 時々やっている 3. ほとんどしない 4. 何ともいえない
8	お母さんはゆったりとした気分でお子さんと過ごせる時間がありますか。	1. はい 2. いいえ 3. 何ともいえない
9	(1) あなたはお子さんに対して、育てにくさを感じていますか。	1. いつも感じる 2. 時々感じる 3. 感じない
	(2) （設問(1)で「1. いつも感じる」または「2. 時々感じる」と回答した人に対して）育てにくさを感じた時に、相談先を知っているなど、何らかの解決する方法を知っていますか。	1. はい 2. いいえ
10	生後半年から1歳頃までの多くの子どもは、「親の後追いをする」ことを知っていますか。	1. はい 2. いいえ

11	この数か月の間に、ご家庭で1～7のようなことはありましたか。あてはまるものすべてに〇をつけてください。	1. しつけのし過ぎがあった 2. 感情的に叩いた 3. 乳幼児だけを家に残して外出した 4. 長時間食事を与えなかった 5. 感情的な言葉で怒鳴った 6. 子どもの口をふさいだ 7. 子どもを激しく揺さぶった
12	赤ちゃんがどうしても泣きやまない時などに、赤ちゃんの頭を前後にガクガクするほど激しく揺さぶることによって、脳障害が起きること（乳幼児揺さぶられ症候群）を知っていますか。	1. はい 2. いいえ
13	お子さんのかかりつけの医師はいますか。	1. はい 2. いいえ
14	小児救急電話相談（♯8000）を知っていますか。	1. はい 2. いいえ
15	お子さんのお母さんは妊娠中、働いていましたか。	1. 働いていたことがある 2. 働いていない
16	（前の設問で「働いていたことがある」と回答した人に対して）妊娠中、仕事を続けることに対して職場から配慮されたと思いますか。	1. はい 2. いいえ
17	妊娠中、マタニティマークを知っていましたか。	1. はい 2. いいえ
18	（前の設問で「知っていた」と回答した人に対して）マタニティマークを身に着けたりするなどして利用したことがありますか。	1. 利用したことがある 2. 利用したことがない

付　録 ②

1歳6か月児健診アンケート

　国では母子の健康水準を向上させるため、「健やか親子21」として様々な取り組みを行っています。その一環として、アンケートを実施することとなりましたので、ご協力をお願いいたします。

氏名 　　　　　　　　　　（ 男 ・ 女 ）（生年月日　平成　　　年　　　月　　　日生）

	設問	回答
1	⑴　現在、あなた（お母さん）は喫煙をしていますか。	1.　なし 2.　あり（1日　　　本）
	⑵　現在、お子さんのお父さんは喫煙をしていますか。	1.　なし 2.　あり（1日　　　本）
2	保護者が毎日、仕上げ磨きをしていますか。	1.　仕上げ磨きをしている 2.　子どもが自分で磨かずに、保護者だけで磨いている 3.　子どもだけで磨いている 4.　子どもも保護者も磨いていない
3	⑴　四種混合（ジフテリア・百日せき・破傷風・ポリオ）の予防接種（第1期初回3回）を済ませましたか。	1.　はい 2.　いいえ
	⑵　麻しん・風疹の予防接種を済ませましたか。	1.　はい 2.　いいえ
4	この地域で、今後も子育てをしていきたいですか。	1.　そう思う 2.　どちらかといえばそう思う 3.　どちらかといえばそう思わない 4.　そう思わない
5	お子さんのお父さんは、育児をしていますか。	1.　よくやっている 2.　時々やっている 3.　ほとんどしない 4.　何ともいえない
6	浴室のドアには、子どもが一人で開けることができないような工夫がしてありますか。	1.　はい 2.　いいえ 3.　該当しない
7	お母さんはゆったりとした気分でお子さんと過ごせる時間がありますか。	1.　はい 2.　いいえ 3.　何ともいえない
8	⑴　あなたはお子さんに対して、育てにくさを感じていますか。	1.　いつも感じる 2.　時々感じる 3.　感じない
	⑵　（設問⑴で「1.　いつも感じる」または「2.　時々感じる」と回答した人に対して）育てにくさを感じた時に、相談先を知っているなど、何らかの解決する方法を知っていますか。	1.　はい 2.　いいえ
9	1歳半から2歳頃までの多くの子どもは、何かに興味を持った時に、指さしで伝えようとすることを知っていますか。	1.　はい 2.　いいえ
10	この数か月の間に、ご家庭で1〜7のようなことはありましたか。あてはまるものすべてに〇をつけてください。	1.　しつけのし過ぎがあった 2.　感情的に叩いた 3.　乳幼児だけを家に残して外出した 4.　長時間食事を与えなかった 5.　感情的な言葉で怒鳴った 6.　子どもの口をふさいだ 7.　子どもを激しく揺さぶった

付録 ③ ··

3歳児健診アンケート

　国では母子の健康水準を向上させるため、「健やか親子21」として様々な取り組みを行っています。その一環として、アンケートを実施することとなりましたので、ご協力をお願いいたします。

氏名　　　　　　　　　　　（　男 ・ 女　）（生年月日　　平成　　　年　　　月　　　日生）

	設問	回答
1	(1) 現在、あなた(お母さん)は喫煙をしていますか。	1. なし 2. あり（1日　　本）
	(2) 現在、お子さんのお父さんは喫煙をしていますか。	1. なし 2. あり（1日　　本）
2	この地域で、今後も子育てをしていきたいですか。	1. そう思う 2. どちらかといえばそう思う 3. どちらかといえばそう思わない 4. そう思わない
3	お子さんのお父さんは、育児をしていますか。	1. よくやっている 2. 時々やっている 3. ほとんどしない 4. 何ともいえない
4	お母さんはゆったりとした気分でお子さんと過ごせる時間がありますか。	1. はい 2. いいえ 3. 何ともいえない
5	(1) あなたはお子さんに対して、育てにくさを感じていますか。	1. はい 2. いいえ
	(2) (設問(1)で「1. いつも感じる」または「2. 時々感じる」と回答した人に対して)育てにくさを感じた時に、相談先を知っているなど、何らかの解決する方法を知っていますか。	1. はい 2. いいえ
6	3歳から4歳頃までの多くの子どもは、「他の子どもから誘われれば遊びに加わろうとする」ことを知っていますか。	1. はい 2. いいえ
7	この数か月の間に、ご家庭で1〜7のようなことはありましたか。あてはまるものすべてに〇をつけてください。	1. しつけのし過ぎがあった 2. 感情的に叩いた 3. 乳幼児だけを家に残して外出した 4. 長時間食事を与えなかった 5. 感情的な言葉で怒鳴った 6. 子どもの口をふさいだ 7. 子どもを激しく揺さぶった
8	お子さんのかかりつけの医師はいますか。	1. はい 2. いいえ
9	お子さんのかかりつけの歯科医師はいますか。	1. はい 2. いいえ

143

- **JCOPY** 〈(社)出版者著作権管理機構 委託出版物〉
  本書の無断複写は著作権法上での例外を除き禁じられています. 複写される場合は, そのつど事前に, (社)出版者著作権管理機構 (電話 03-3513-6969, FAX03-3513-6979, e-mail：info@jcopy.or.jp) の許諾を得てください.
- 本書を無断で複製 (複写・スキャン・デジタルデータ化を含みます) する行為は, 著作権法上での限られた例外 (「私的使用のための複製」など) を除き禁じられています. 大学・病院・企業などにおいて内部的に業務上使用する目的で上記行為を行うことも, 私的使用には該当せず違法です. また, 私的使用のためであっても, 代行業者等の第三者に依頼して上記行為を行うことは違法です.

育てにくさの理解と支援
──健やか親子21(第2次)の重点課題にむけて──

ISBN978-4-7878-2254-3

2017 年 4 月 25 日　初版第 1 刷発行

編 集 者	秋山千枝子／小枝達也／橋本創一／堀口寿広
発 行 者	藤実彰一
発 行 所	株式会社　診断と治療社
	〒 100-0014　東京都千代田区永田町 2-14-2 山王グランドビル 4 階
	TEL：03-3580-2750（編集）　03-3580-2770（営業）
	FAX：03-3580-2776
	E-mail：hen@shindan.co.jp（編集）
	eigyobu@shindan.co.jp（営業）
	URL：http://www.shindan.co.jp/
ジャケットデザイン	株式会社　ジェイアイ
イラスト	松永えりか
印刷・製本	三報社印刷株式会社

Ⓒ Chieko AKIYAMA, Tatsuya KOEDA, Sôichi HASHIMOTO, Toshihiro HORIGUCHI, 2017. Printed in Japan.
乱丁・落丁の場合はお取り替えいたします.

[検印省略]